Manfred A. Ullrich

Schmerzfrei durch die

Nichtinvasive Induktionstherapie (NIIT)

Eine konkurrenzlose Weltneuheit

SPURBUCHVERLAG

Das Ziel:
Endlich schmerzfrei ohne Medikamente

Schmerzpatienten begeistert der teils schnelle und nachhaltige Erfolg, insbesondere bei Arthrosen, Arthriden, Sportverletzungen, Neuralgien und Fibromyalgien.

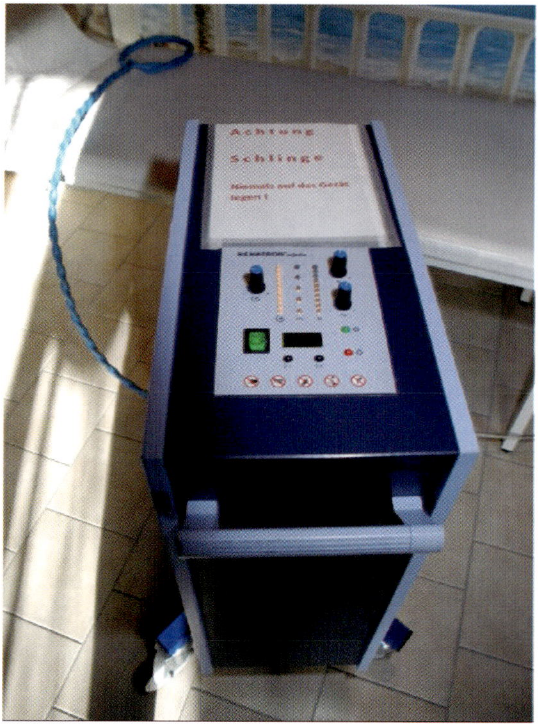

Bibliografische Informationen der Deutschen Nationalbibliothek
Die Deutsche Nationalbibliothek verzeichnet diese Publikation in der Deutschen Nationalbibliographie; detaillierte bibliografische Daten sind im Internet über http://d-nb.de abrufbar.

1. Auflage, Januar 2010

Am Eichenhügel 4, 96148 Baunach
Ausführung: pth-mediaberatung, Würzburg – www.mediaberatung.de
Satz und Gestaltung: Monika Glück
ISBN 978-3-88778-338-9

Inhaltsverzeichnis

Erinnerungen

Neid ist die Ursache des Bösen, aber
Neid musst Du Dir auch hart erarbeiten und

Neid ist dadurch die höchste Form
der Anerkennung

Neid lässt jeden Menschen früher sterben.
Es freuen sich danach nur noch die Erben.

Ohne Neid könnte jedermann sich in Freude laben,
wie viel Erfolg könnte ein jeder haben.

Freude ist leben, lieben, und lachen,
lasst uns jetzt einen neuen Anfang machen.

Manfred Ullrich

Vorwort

1989 schrieb ich als 1. deutscher Autor das Buch über die „Colon-Hydro-Therapie" (CHT) (Darm-Wasser-Therapie). Aufgrund der großen Erfolge bei der Behandlung chronischer Krankheiten an Haut, Gelenken und Psyche wusste ich noch nicht, was ich damit an Reaktionen, Unverständnis und Neid ausgelöst hatte. Mediziner und Heilpraktiker schütteten damals Hohn und Spott über mich aus, selbst Gerätehersteller. In den „Stuttgarter Nachrichten", im „Leonberger Tageblatt", erschienen große Artikel über mich unter der Rubrik „Neues aus der Wissenschaft". Ich zitiere den 2. Satz: „Der Ort der Pein liegt zwischen Magenausgang und Unterhose". Ich wurde „der Popapst von Deutschland" genannt. Später erfuhr ich, dass dieser Artikel vom Besitzer eines naturheilkundlichen Arzneimittelherstellers aus dem Münsterland lanziert worden war.

Abqualifikationen wie: der Bauch könnte platzen, die Darmflora wird zerstört, alles nur Geldscheffelei, braucht man nicht, gefährlich, macht erst richtig krank, sie sind ein Revolutionär waren die häufigsten Aussagen von vielen Unwissenden. Ein Professor bescheinigte einer namhaften Krankenversicherung, von der er auch natürlich bezahlt wurde, die Unsinnigkeit der Therapie.
Es ist in Deutschland inzwischen eine der ungefährlichsten Behandlungen. Es gab meines Wissens keinen Unfall im deutsch-sprachigen Raum und sie ist damit eine der sichersten Behandlungsmethoden in Deutschland. Viele Kliniken haben diese Methode inzwischen eingeführt. Das Buch wird inzwischen noch in Barcelona und in Buenos Aires verlegt.

Fast eine Generation musste ins Land gehen, um dieses Geschwätz verstummen zu lassen. Aber leider gibt es noch viele Therapeuten, die mit dieser großartigen Erfolgstherapie nicht umgehen können. Es gibt Gerätehersteller mit guten Geräten, die sie aber schon viele Jahre falsch montieren. Das tut mir auch heute noch sehr weh, denn ich stehe zu dieser Behandlung.

Ich hoffe nicht, dass es mir mit der neuen „Nichtinvasiven Induktionstherapie" genauso gehen wird. Die Energieschläge des Gerätes sind gewaltig und einige Patienten haben Angst vor dieser an und für sich schmerzfreien und absolut sicheren Behandlung.

Eine Ärztin sagte mir einmal:
Therapien, die zu Anfang nicht in der Luft zerrissen werden, taugen nichts. Sie wird wohl recht haben.

Danksagung

Ich danke hier an dieser Stelle Herrn Jürgen Schmeyer, der mich uneigennützig auf diese neuartige und erfolgreiche Therapie aufmerksam gemacht hat.
Ebenso Herrn Eckhard Burger, der mich bestärkt hat, in diese Maschine so viel zu investieren.
Weiterhin meinem Sohn Dr. Björn A. Ullrich (Internist), der sich immer geduldig mit meinen dummen, medizinischen Fragen auseinandersetzt und zu mancher Lösung beigetragen hat.
Frau Aschmann hat sich die Mühe gemacht, alles auf DVD zu bringen.
Die Bilder sind vom Photostudio Arrenberg, Wuppertal, erstellt worden.

Allgemeines über Körperregulatorien

Liebe Leserin, lieber Leser,

laufend werden neuartige Geräte oder Nachbauten alter Systeme angeboten. Meistens kann man es nicht mehr hören, als langjähriger Therapeut wird man abgestumpft. Was soll es schon in der Einzelpraxis an ungewöhnlich Neuem geben?
Die meisten Geräte halten einfach nicht das, was sie versprechen. Oft kommt es nur zu kurzfristigen Linderungen und die Enttäuschungen häufen sich.
Mit keiner Maschine sind alle Krankheiten heilbar. Das wissen wir. Interessant sind die Therapien, die chronische Krankheiten heilbar machen oder stark lindern können und das auch langfristig. Entscheidend ist also die Nachhaltigkeit.
Im Vordergrund steht die Behandlung der Zelle, des kleinsten Körperbausteins. Der Körper sollte so unterstützt werden, dass er sich selbst regenerieren kann. Da bleiben nur wenige Behandlungen übrig.

- die Colon-Hydro-Therapie
- die Hochpotenz-Homöopathie
- manchmal die Chiro-Therapie
- manchmal die Bio-Resonanz-Therapie
- manchmal die Akupunktur
- die neue Schmerz-Therapie nach Ullrich und
- nun die Nichtinvasive Induktionstherapie

Jeder dieser „Regulations-Therapien“ hat also ihre Berechtigung, wenn die Therapie an der Zelle und/oder Psyche ansetzt.
Dem Körper sollen Voraussetzungen und Anstöße gegeben werden, sich möglichst selbst zu heilen, also sich selbst wieder einzuregulieren.
Wir Menschen sind nicht die großen Heiler, wir geben aber mit der richtigen Therapie und Zuwendung dem Körper Gelegenheit, sich selbst zu heilen. Dazu gehören seitens des Therapeuten Wissen, Hilfsmittel und Erfahrung. Lehrbuch-Therapeuten bleiben immer nur Durchschnitt, wenn überhaupt, und sind leicht zu ersetzen.

Wenn alles langsam nur noch Routine wird, wird es höchste Zeit, sich Neuem zuzuwenden.

Ohne Fortschritt beginnt der Rückschritt.

Aus Erfolg wird schnell Begeisterung.

Und ist der Patient begeistert, überfallen auch den Therapeuten nicht mehr gekannte Glücksgefühle. Dabei will ich Ihnen, Patienten und Therapeuten, helfen.

Ich möchte Ihnen, verehrter Leser, eine Welt-Neuheit vorstellen.
Ohne große Reklame, ist die neue Therapie, die „Nichtinvasive Induktionstherapie (NIIT)“ mit dem „Nano-Impulsgerät Rehatron alpha“ oder mit dem Gerät „Theracell 100“ auf dem Weg, sich weltweit durchzusetzen, ähnlich wie um 1990 die Colon-Hydro-Therapie.
Das Leben vieler Patienten mit Schmerzen und Bewegungseinschränkungen kann wieder lebenswert gemacht werden. Und zwar ohne die teilweisen extrem heftigen Nebenwirkungen anderer Behandlungsmethoden.

Viele Heilpraktiker, aber auch viele schulmedizinisch orientierten Mediziner werden sich aufgrund von Patientennachfragen mit dem neuartigen System beschäftigen müssen. In den letzten Jahren sind in der Behandlung von Sportverletzungen, akuter und chronischer Krankheiten in der Natur- und Schulmedizin bedeutende Fortschritte gemacht worden. Aber diese Therapie ist ein Quantensprung.
Nach vielen Jahren der Versuche und Entwicklung steht uns seit 2004 ein Gerät zur Verfügung, dass Anwender und Patienten positiv überrascht und begeistert. Sie kann kranke Zellen und Gewebe wieder reparieren und den Stoffwechsel der Zellen normalisieren.

Die Colon-Hydro-Therapie scheint den extrazellulären Raum (außerhalb der Zelle) und die Induktionstherapie den intrazellulären Raum (innerhalb der Zelle) zu normalisieren. Eine andere Erklärung kann es aufgrund des subjektiven Erfolgs nicht geben. Deshalb passen beide

Therapien optimal zusammen.
Sie wird eingesetzt in der Orthopädie, bei Infektionen, in der Dermatologie, der Urologie, der Neurologie und der Psychologie u. a.

Nachgewiesen sind:

- Reaktivierung der Ionenkanäle von Zellmembranen durch Verschiebung von Tunnelproteinen
- Ioneninduktionstherapie erkrankter Zellen mittels diodenähnlicher Gleichrichtung durch Phospholipide
- Porationstherapie. Einbringen chemischer und biologischer Substanzen mittels elektromagnetischer Ladungsverschiebung (bessere Medikamentenwirkung, damit weniger Medikamente)
- Entfernung unerwünschter chemischer und biologischer Substanzen durch die Poren der Zellmembranen
- Destruktion bösartiger Zellen. Zerstörung von Krebszellen an bestimmten Organen.
- Durch Nanoimpulse ausgelöste Reinstallationen des Sterbeprogramms (Apoptose) in Krebszellen.

Für viele Patienten mit ihren vielfältigen Erkrankungen die Lösung. Der Ausweg ihrer vielfältigen Leiden.

Der wissenschaftliche Wirkungsnachweis der NIIT

Was heißt NIIT:

Haut und Gefäße werden nicht verletzt, obwohl Energie in den Körper hineingeführt wird.
Der Wirkungsnachweis für ein naturheilkundliches Medikament kostet heute bis zu 1 Millionen Euro. Für eine Therapie noch wesentlich mehr und dann nur gezielt für eine Erkrankung. Dauer der Untersuchung: 5–7 Jahre. Für die CHT wären das ca. 30–50 Millionen Euro. Wer soll das bezahlen? Deshalb sind viele Medikamente vom Markt genommen worden. Andere Präparate kommen ohne Wirkungsnachweis als Nahrungsergänzungsmittel auf den Markt. Deshalb diese Schwemme. Für die Akupunktur, Hochpotenz-Homöopathie, Colon-Hydro-Therapie und viele andere mehr, wie auch der Nichtinvasiven-Induktionstherapie gibt es außer den zufriedenen Patienten keinen Wirkungsnachweis. Was ist wichtiger? Der objektive oder der subjektive Wirkungsnachweis. Viele gute und erfolgreiche Behandlungen werden also nicht von den gesetzlichen Krankenkassen bezahlt. Andererseits werden fast alle verschreibungspflichtigen Medikamente, auch wenn die meisten für die Anwendung der jeweiligen Krankheit keinen „wissenschaftlichen Nachweis“ haben, von den Kassen bezahlt. Z. B. beim Restless-legs-Syndrom (unruhige Beine in der Nacht) war 2004 nur Restex zugelassen, aber ca. 30 diverse Präparate wurden verordnet. Wird zwischen Schulmedizin und Erfahrungsmedizin vielleicht mit zweierlei Maß gemessen?
Für uns Naturheil-Therapeuten zählt deshalb nicht der objektive, nachweisbare Wirkungsnachweis, sondern der subjektive, patientenbezogene Wirkungsnachweis. Und den kann der Patient erbringen.

Hans-Dieter Bach sagte einmal:
„Der *wissenschaftliche Nachweis* ist gesammeltes Wissen mit fest umrissenen Grenzen zur Unwissenheit. Und diese Grenzen verschieben sich täglich. Je mehr wir aber wissen, desto häufiger stellen wir fest, wie unwissend wir Menschen doch sind.“

Es fehlen bewusst Praxisbeispiele und Fallbeispiele. Es ist verboten. Auch von Erfolgsnachrichten und Erfolgsberichten von Patienten und Patientinnen darf nicht mehr berichtet werden, weil ja der wissenschaftliche Nachweis fehlt, kann es in den Augen der Gesetzgeber keine Besserung, Linderung oder sogar Heilung geben.

Auf die Abmahnungen haben sich viele Anwaltskanzleien spezialisiert. Sie haben oft keine normalen Klienten mehr, sondern forsten nur noch das Internet durch. Und ich bin gezwungen, durch mein Schweigen zu lügen. Im Anzeigenfall muss nicht der Staatsanwalt meine Schuld, sondern ich meine Unschuld beweisen. Hatten wir das nicht schon einmal? (Beweisumkehr)
Einer Kollegin wurde 2008 eine Abmahnung von einem Berliner Anwaltsbüro über 250.000,00 Euro, ersatzweise 6 Monate Haft angedroht.

Leben wir schon in einer demokratischen Diktatur wie etwa im frühen Athen, in dem Demokraten nur die Sklavenhalter waren?
Ich musste auch das mir einmal von der Seele schreiben. Natürlich wird sich nicht viel ändern. Aber ich habe den Eindruck, dass Rot-Grün der Naturheilkunde nicht gerade wohlwollend gegenübersteht.

Und das sollte der „dumme" Bürger wissen:

Wir Heilpraktiker haben keine Lobby

Die einzige Lobby sind unsere Millionen von Patienten, die uns jedes Jahr frequentieren und die haben leider nichts zu sagen.
Haben Sie neben den vielen Arztsendungen im Fernsehen schon einmal eine Heilpraktikersendung im Fernsehen gesehen?
Wir tragen soviel zur Gesunderhaltung der Bevölkerung bei und werden dafür totgeschwiegen und heimlich von der Schulmedizin kopiert.

Historie der NIIT

Nikola Tesla

Alles fing mit Tesla's und Westinghous's Erfindung des Wechselstroms an. Edison hatte schon früher den Gleichstrom entwickelt, aber der Wechselstrom hat sich auch aus Gründen der Effektivität durchgesetzt. Unsere Haushaltsysteme bestehen nur noch aus Wechselstromsystemen.

Geboren am 10. Juli 1856 in Smiljan (Kroatien), gestorben am 07. Januar 1943 in New York.
Er entwickelte Elektromotoren mit Wechselstrom zur Energieübertragung. Nachdem er jahrelang bei Edison als Ingenieur gearbeitet hatte, sah er im Wechselstrom die Zukunft und wechselte zum Edison Konkurrenten/Westinghouse.

Nach den Erfolgen im Bereich der Energieversorgung wandte er sich der Kriegsindustrie, der Hochfrequenz- und der Medizintechnik zu.
Tesla experimentierte u. a. mit dem Tesla-Transformator. Daraus entstand die medizinische Anwendung mittels Hochfrequenz-Wechselstrom.
Tesla konnte in den USA 112 Patente anmelden.

Die Fa. Tesla-Motor ist heute ein moderner kalifornischer Hersteller von Elektro-Autos mit Wechselstrom-Antriebstechnik. Weiter ist Tesla heute eine physikalische Einheit der magnetischen Flussdichte.

Der Verband der Freien Heilpraktiker hatte den letzten Prozess gegen einen Mahnverein gewonnen. Man einigte sich auf diesen Zusatz:
Diese Therapie wird in der Naturheilkunde mit positiven Erfahrungen angewendet, obgleich sie in der Schulmedizin umstritten ist.

Weitere Wissenschaftler

Viele weitere Wissenschaftler beschäftigten sich mit dem „Hochfrequenten Wechselstrom“. z. B. G. Lahovsky, R. R. Rife, A. Priore u. m. Alle beschäftigten sich mit Geräten, die mehrere tausend Ampere produzierten und über kurze Stromimpulse durch Kondensatorentladungen, und weiter über Ringentladungen (Schleife oder Schlinge) an den Organismus weitergeleitet wurden. Damals gab es noch Probleme mit der Sicherheit und bei Dauereinsätzen.

Dr. med. Oskar Gleichmann

Irgendwann teilten sich die Therapiebereiche in niederfrequente und hochfrequente Gerätetechnik. Sie finden Ausdruck in den gängigen Magnetfeldgeräten und der neuen Induktionstherapie.

Informationen zum besseren Verständnis von Elektrik und Elektronik

Watt

Watt, benannt nach James Watt
Es ist die SI-Einheit der Leistung

1 Watt = 1 Joule/Sekunde
Kurzbezeichnung: 1 W = 1 J/s

Es gilt für Gleichstrom und Wechselstrom
1 KW = 1.000 Watt
1 MW = 1.000.000 Watt
1 mW = 0,001 Watt

SI

SI ist das Norm-Einheitensystem
1 KWh ist eine Energieeinheit von 1 Kilowattstunde

Die Hersteller elektrischer Geräte sind zur Angabe der maximalen Leistungsaufnahme verpflichtet. Das ist ein wesentlich höherer Wert als die Leistungsabgabe.
Wärme und Temperaturverluste reduzieren oft die abgegebene Leistung. Eine 60 Watt Glühlampe gibt nur 3 Watt ab. 57 Watt sind Wärmeverluste. Die Glühlampe ist also in erster Linie ein Heizkörper.

Meter

Der Meter ist die SI-Einheit für Länge, die genau definiert ist.
Kurzbezeichnung: m

Mikrometer

1 Mikrometer ist gleich 0,000.001 m
Das entspricht einem Tausendstel Millimeter
1 Menschenhaar-Durchmesser ist etwa 60-80 Mikrometer dick

Nanometer

1 Nanometer entspricht einer Länge von 0,000.000.001 m
Es ist ein Tausendstel Mikrometer

Hertz

Hertz ist die SI-Einheit für die Frequenz. Sie wurde nach dem deutschen Physiker Heinrich Rudolf Hertz benannt. Sie gibt die Anzahl der sich regelmäßig wiederholenden Schwingungen pro Sekunde an.
Kurzbezeichnung: 1 Hz = 1/s
1 kHz = ein kilohertz = Tausend Schwingungen pro Vorgang pro Sek.
Elektromagnetische Wellen breiten sich im freien Raum mit Lichtgeschwindigkeit aus. Übertragen auf den Menschen könnte man sagen: Der Puls eines gesunden Erwachsenen schlägt in Ruhephasen 60–70 mal pro Minute. Das entspricht etwa 1 Hertz.

Ampere

Die Bezeichnung Ampere ist die SI-Einheit der Stromstärke.
Kurzbezeichnung: A, benannt nach André Marie Ampère

Volt

Das Volt ist die abgeleitete SI-Einheit der elektrischen Spannung.
Einheitszeichen: V
Es wurde benannt nach dem italienischen Physiker Alessandro Volta.
In unserem Fall der NIIT würde das heißen:
120.000.000 Watt: 4.000 Ampere = 30.000 Volt
1 kV = 1 Kilovolt = 1.000 Volt
1 mV = 1 Millivolt = 0,001 Volt

Ängström

ist eine nicht mehr gebräuchliche Längeneinheit und findet nur noch selten Verwendung.
1 A = 0,000.000.000.1 m = 100 Picometer

Intensität von Magnetfelder

Die Intensität der magnetischen Feldstärke wird in Gauß gemessen.
Kurzbezeichnung: G

Magnetfeldstrahlungen diverser Art

- **Kurzwellige Frequenzen**
dazu gehören Röntgenstrahlen, Gamma-Strahlen, kosmische Strahlungen

- **Langwellige Strahlungen**
Dazu gehören normal sichtbares Licht, ultraviolettes Licht, Infrarot-Strahlung

- **Nieder- und Mittelfrequenzen**
Wechselströme im täglichen Leben, Interferenz-Ströme, Magnetfeldgeräte

- **Hochfrequenzen**
Kurz- und Langwellenbereiche
Das Hochfrequenzgerät Rehatron-alpha, die Nichtinvasive Induktionstherapie ist ein Hochfrequenzgerät

Magnetismus

Obwohl die NIIT nicht in den Bereich der gängigen „Magnetfeld Therapie" fällt, entsteht doch auch bei dieser Behandlungsmethode ein extrem starkes Magnetfeld während der Behandlung.

Elektrische Ströme

Magnetische Eigenschaften von Stoffen werden durch elektrische Ströme geschaffen.
Ein Atom wird von Elektronen umkreist. Damit wird schon ein Magnetfeld erzeugt.

Elektronen

Selbst die Drehung der Elektronen um sich selbst verursachen ein magnetisches Feld. Gleichnamige Pole stoßen sich immer ab, ungleichnamige Pole ziehen sich an.

Die Differenzierungen von MFT (Magnetfeld-Therapien) und NIIT (Nichtinvasive Induktionstherapie)

Der Unterschied zwischen einem „normalen Magnetfeldgerät" mit seinen Nieder- und Mittelfrequenzen zum Hochfrequenzgerät, dem Rehatron alpha-Gerät, ist gravierend und hat nur wenige Ähnlichkeiten mit diesem.
Dieses Gerät wurde erst im Jahr 2004 zur medizinischen Therapie zugelassen.

Zusammenfassung
Der Hersteller beschreibt es kurz und bündig:
Die Therapie mit „Rehatron alpha" erfolgt im Gegensatz zu Magnetfeld-Therapiegeräten nicht mit einzelnen Frequenzen oder gleichmäßig pulsierenden Frequenzen, die nur die Eigenfrequenzen bestimmter Zellarten stimulieren, sondern „Rehatron alpha" induziert durch ein, in der Anwendung neuartiges, hochfrequentes Magnetfeld durch Einsatz extrem hoher Ströme die notwendige Spannung im Körper, um Zellmembranpotentiale langfristig und dauerhaft anzuheben und zu normalisieren. Und das ist in der Anwendung absolutes Neuland.

Somit ist diese Art Therapiegerät im Jahr 2009 das einzige klinische Gerät ihrer Art auf der Welt, das eine medizinische Zulassung hat. Es ist konkurrenzlos.

- „Rehatron alpha" ist nicht mit klassischen Magnetfeld-Therapie-Geräten (MFT-Gerät) vergleichbar. Es ist kein klassisches MFT-Gerät! Die Therapieerfolge sind unvergleichbar gewaltiger.

- MFT-Geräte erzeugen elektromagnetische, konstante Wellen mit bestimmten Frequenzen oder Frequenzgruppen. Die NIIT dagegen erzeugt einen starken, magnetischen Impuls mit bis heute unerreichter Frequenzbandbreite.

▸ Wenn die bei der MFT genutzten Frequenzen 1 cm Länge entsprächen, wäre die Länge bei der NIIT 520.000 cm lang (5,2 km).

▸ MFT-Geräte erzeugen bis zu 5 Millitesla (mT)
NIIT-Geräte jedoch 40–80 Millitesla (mT).

▸ Der Spannungszustand einer gesunden Zellmembran mit 80-100 Millivolt (mV) kann nur mit höherer Energie aufgeladen werden. Denken Sie an eine Autobatterie.

Die Technik des Rehatron alpha-Gerätes und des Theracell 100

Alle Zahlen sind Herstellerangaben

Einige Zahlen zu „Rehatron alpha", der NIIT. Fallen Sie verehrter Leser nicht um, wenn Sie diese Zahlen hören. Denken Sie daran, die Ausgangsleistung ist oft wesentlich kleiner als die Eingangsleistung und das Gerät gibt nur kurze Schläge im Mikro- und Nanosekundenbereich ab. Auch ich war damals kurz erschrocken, als mir ein Techniker sagte: „Damit könnte man theoretisch eine Atombombe zünden." Heute weiß ich, wie genial und trotzdem absolut sicher diese zugelassene Therapieform ist.

Wichtige Bauteile der Technik

Die wichtigsten technischen Bauteile sind ein Schwingkreis mit
- einem Netzteil
- einem Kondensator
- einem Hochleistungsschalter
- einer Steuerung mit Tyristoren

- ► Der Kondensator wird auf 30.000 Volt aufgeladen. Der Stromfluss beträgt 4.000 Ampere.
  120.000.000 W : 4.000 A = 30.000 V
- ► Die Spitzenleistungen liegen bei 120.000.000 W, bei Frequenzen bis zu 220.000 H (220kH).
- ► Die Flankensteilheit der ersten Schwingungen findet im Nano- und Mikrosekundenbereich statt.
- ► So entsteht die notwendige, magnetische Leistung, um die therapeutisch wirksame elektrische Spannung im Körper zu erzeugen.
- ► Das therapeutische Geräusch (Knacken) entsteht durch eine Kondensatorenentladung. Entladen wird er über eine Spule.

Die NIIT in der Medizin

Fast alle Erkrankungen hängen mit gestörten Zellmembranpotentialen zusammen.

Zellspannung
Die Zellkommunikation und Zellernährung mit Elektrolyten, Mineralien, Nährstoffen, Enzymen, Hormonen funktionieren nicht mehr optimal oder nur eingeschränkt, wenn die Zellspannung fällt.

Arthritis
bei entzündlichen Erkrankung: 50–70 mV

Arthrose
bei degenerativen Erkrankung: 40–50 mV

Krebs
bei Krebs (entarteten Zellen): 15–20 mV
bei gesunden Zellen: 80–100 mV

Virale und bakterielle Entzündungen werden stark positiv beeinflusst, z. B. bei Multiple Sklerose.
Das Immunsystem kann verbessert und damit die Selbstheilung aktiviert werden.
Verletzungen wie Hämatome, Zerrungen, Meniskusanrisse, Brüche u. a. heilen 30–50 % schneller.

Ein bekannter Bundesligaspieler spielte schon 17 Tage nach der Meniskus-Operation wieder in einem Erstliga-Spiel 90 Minuten lang. Das war sogar für den Sportreporter verblüffend. Dieser Verein besitzt natürlich auch ein „Rehatron alpha-Gerät“.

- ► Die NIIT führt also den erkrankten Zellen Energie zu und optimiert die Zellspannung wieder.

- Bei schwerer Kniegelenkarthrose sagten schon einige Patienten nach der ersten Behandlung erstaunt: „ Die Schmerzen sind schon zu 90 % Prozent weg, das ist ja ein Wundergerät. Ich verbot ihnen von einem Wundergerät zu sprechen, das kommt nicht gut an und im Allgemeinen braucht man auch mehrere Behandlungen.

- Die Perforation durch die Zellwände von innen nach außen (Abfall) und von außen nach innen (Nahrung) verbessert sich schlagartig.

- Schaffen es die kranken Zellen trotz des Energieschubes nicht, sich zu regenerieren, werden sie vom Immunsystem als „Müll“ erkannt und von Fresszellen abgebaut (Makrophagen).

- Selbst Krebszellen können durch die NIIT zur Apoptose (Zelltod) gebracht werden. Diverse Krankenhäuser in Österreich sollen damit experimentieren.

- Viren und Bakterien können durch die NIIT zerstört werden. Seit drei Jahren hatte ich aufgrund mehrerer Motorradunfälle eine schwere Arthritis im rechten Knie. Keine Therapie half dauerhaft. Das Knie war ständig 30 % dicker als das linke Knie. Nach 20 Behandlungen à 10 Minuten habe ich nur noch geringe Aufsteh- und Anlaufschmerzen. Mit dem Wasser im Knie wurde auch die Entzündung reduziert. Das Knie ist nicht mehr geschwollen. Das überzeugte mich.

- „Das Rehatron alpha-Gerät“ kann aber auch zu diagnostischen Zwecken eingesetzt werden. Zu Testzwecken hatte ich mir zuerst ein Gerät aufgestellt lassen. Seit einiger Zeit hatte ich besonders morgens beim Aufstehen extreme Schmerzen im Rücken, im Bereich der rechten Niere. Mit der Rehatron-Schleife (Schlinge) wurde unter Volllast der Rücken abgefahren. Zwischen den Schulterblättern war der Schmerz besonders intensiv. Der Vertreter der Firma hielt mir 10 Minuten die Schleife zwischen die Schulterblätter und bis heute ist der Schmerz im Bereich der rechten Niere verschwunden. Das war sehr überzeugend.

- Natürlich wird die NIIT-Schleife auch häufig an die verletzte Stelle gehalten. Ich verwende immer das Wort „Schleife“, gebräuchlich ist auch das Wort „Schlinge“. Schlinge, dass hört sich so abschreckend martialisch an. Tatsächlich handelt es sich um eine Ringantenne.

- Medikamente können durch die Elektroporation (Pore = Öffnung) durch Stimulierung der Zellmembranen direkt und schneller in die geschädigte Zelle eingebracht werden, dass gilt für Antibiotika und andere auch schulmedizinische Medikamente.

- Psychische Erkrankungen können je nach Anwendung der Schleife gelindert und leichte Störungen auch beseitigt werden.

Meine Frau hatte beim Aufstellen des Vorführgerätes gemeint: „ Ich habe seit einiger Zeit meine Winterdepressionen, kann man die auch beseitigen?“
Die Schleife wurde auf den Plexus Solaris (Sonnengeflecht) gelegt, in die rechte und linke Schulter gehängt. Das jeweils 10 Minuten.
Danach waren die Winterdepressionen für diesen Winter erst einmal verschwunden und das nach nur einer Behandlung à 3 x 10 Minuten.

Unser Ziel:
Den Körper und die Psyche regenerieren und ohne Medikamente schmerzfrei halten.

Daraufhin bestellten wir uns ein Gerät.

Die Zelle

Um die Wirkungsweise der NIIT an der Zelle zu verstehen, müssen wir erst mehr über die Funktionsweisen, Art und Aufbau der Zellen wissen.

Vergleiche

Vergleichen wir den Körper mit einem Haus, so sind die Zellen wie die Ziegelwand des Hauses. Große Ziegel und kleine Ziegel bilden die Mauern und das Skelett des Hauses.
Die Zelle ist der Grundbaustein allen menschlichen Lebens.

Zellgröße

Die Zellgröße schwankt zwischen 0,001 mm und 0,15 mm. Das Wort leitet sich aus dem lateinischen Wort „cellula“ = kleine Kammer ab.

Zellkern

Wir unterscheiden zwischen Zellkern und dem **Zellleib** (Zytoplasma), beides sind die Hauptbestandteile der Zelle.
Mit der Zeit entdeckte man immer mehr winzige Organe innerhalb der Zelle. Sie nennt man Zellorganellen. →

→ Zellorganellen

Nur die reifen roten Blutkörperchen mit einer Lebensdauer von 4 Monaten enthalten keinen Kern.
Der ganze Körper besteht aus Zellen mit unterschiedlichen Formen, Größen und Lebensdauer.
Es würde den Rahmen sprengen, alle Formen zu beschreiben.

Zellfunktion

Die Aufgaben der Zellen sind sehr vielfältig. Weiße Blutkörperchen z. B. umfließen außerhalb der Zelle liegende Fremdkörper, wie z. B. Bakterien. Enzymatisch wird die Bakterie nun aufgelöst. Unverdauliches wird in den extrazellulären Raum (außerhalb der Zelle) ausgestoßen und über die Lymphe abtransportiert.

Eiter

Gehen die weißen Blutkörperchen durch Vergiftung massenweise zu Grunde, entsteht Eiter.
Hochmolekulare Stoffe können die Zelle durchwandern, niedermolekulare Stoffe diffundieren durch die Zellwand. Es gibt also die unterschiedlichsten Zellen und Zelltypen mit den unterschiedlichsten Aufgaben. Viele Zellen sind winzig kleine Kraftwerke, die Energie produzieren, die sich selbst am Leben erhalten und auch gewisse Funktionen übernehmen.
Die Zellen vermehren sich auf komplizierte Weise durch Zellteilung (Mitose). Wir kennen Mitosegifte wie Colchinizin, das bei Gicht gegeben wird.

Wundheilung

Die Fähigkeit der Zellen, durch Teilung Tochterzellen zu bilden, dient nicht nur dem Wachstum, sondern auch der Regeneration (Wiedererzeugung). Darunter versteht man die Fähigkeit des Organismus, verbrauchte und beschädigte Zellen und Zellverbände oder ganze Organteile durch neue Zellen zu ersetzten. Das funktioniert gut bei Deck- und Bindegewebszellen. →

→ Regeneration der Zellen

Z. B. bei Hautverletzungen und Knochenbrüchen. Hier lohnt sich der Einsatz der NIIT besonders.
Schlecht ist die Zellregeneration bei Muskel- und Nervenzellen. Bei Herzinfarkten und nervalen Hirnschädigungen bleibt meist immer ein Dauerschaden zurück. Andere Zellgruppen übernehmen die Aufgaben mit. Eine echte Reparatur ist nicht möglich. Hier liegen die Grenzen der NIIT. Werden die Zellen mit den Jahren dauernd überlastet (Dauerreiz), geht die Steuerung der Zellteilung verloren. →

→ Krebs

Es entsteht ein unkontrolliertes Wachstum. Bleibt der Zellverband im scharf abgegrenzten Bereich zusammen, wie bei einem Myon, ist es ein gutartiges Geschwulst.

Bricht das Geschwulst in Nachbargewebe ein und bildet sinnlose Ableger (Metastasen), spricht man von einem bösartigen Geschwulst (Krebs). Hier lohnt sich oft der Einsatz der NIIT zusätzlich zur schulmedizinischen Behandlung wieder.

Dauerreiz

Entsteht also an einer Stelle ein Dauerreiz, wird die Zelle, die auch Funktionen anderer Zellen jahrelang übernehmen muss, überfordert. Es fällt die Steuerung aus. Der Tumor wächst.

Beispiel einer Wundheilung

Phase 1

Das aus Venen ausgetretene Blut gerinnt. Die Blutung ist gestoppt. In das Blutgerinnsel wandern weiße Blutkörperchen ein (Fresszellen). Gewebetrümmer werden gefressen, der Kampf mit eingedrungenen Bakterien beginnt.

Phase 2

Haargefäße sprießen in das Blutgerinnsel ein. Aus den Gewebswandzellen bilden sich neue unterschiedliche Bindegewebszellen. Sie zersetzen das Blutgerinnsel. Im Bereich des Deckgewebes beginnen ebenfalls Zellteilungen. Die Wunde wird durch eine dünne Deckzellhaut verschlossen.

Phase 3

Die Bindegewebszellen bilden ab dem ca. 5. Tag Gitterfasern, ab dem ca. 20. Tag zugfeste Fasern. Lederhaut bildet sich neu. Es entsteht aber oft eine Narbe.

Durchschnittliche Heilungsdauer von Knochenbrüchen:

Fingerbruch	~ 2 Wochen
Rippenbruch	~ 3 Wochen
Schlüsselbeinbruch	~ 4 Wochen
Oberarmbruch	~ 6 Wochen

Schienbeinbruch ~ 7 Wochen
Oberschenkelhalsbruch ~ 13 Wochen
Die NIIT verkürzt die Heilungszeit um ca. 30–50 %.

Phase 4
Weiße Blutkörperchen durchwandern die Wände kleiner Blutgefäße und widmen sich neuen Abwehraufgaben.

Phase 5
Eine abgestorbene Zelle (Nekrose) verändert sich sehr schnell. Der Kern wird kompakter und kleiner. Die Zellorganellen schwellen an und lösen sich auf. Dabei werden zelleigene Enzyme freigesetzt, durch die sich die Zelle selbst auflöst. Die Reste werden von Fresszellen (Phagozyten) entsorgt.

Das Gewebe

Da die Zellen sehr klein sind, bedeutet eine einzige Zelle nichts.

Zellverband
Viele gleiche Zellen aber, die nur einer bestimmten Aufgabe dienen, bezeichnet man als Zellverband und einen größeren Zellverband nennt man Gewebe. Das Gewebe klassifiziert man in 4 Hauptgruppen.

Deckgewebe
Man nennt dieses Gewebe auch Epithelgewebe. Es besteht aus Außenhaut, Schleimhaut, Knochenhaut und den serösen Häuten um die Organe herum.

Binde- und Stützgewebe
Sie bilden den Zusammenhalt der einzelnen Teile des Körpers. Die Zwischenzellsubstanz kann verformbar sein wie Bindegewebe und Knorpel oder starr wie Knochen und Zahnbein. Dr. Dr. Schimmel sagte einmal: „Der Mensch ist so alt, wie sein Bindegewebe.“

Muskelgewebe

Muskelgewebe kann durch die Bewegung seine Form verändern. Die Fasern liegen anders als bei den Bindegewebszellen innerhalb der Zellen.

Nervengewebe

Nervengewebe dient der Fortleitung von Informationen und können 1 m lang werden. Wir kennen viele weitere Gewebeformen, Gewebegrößen, Gewebeaufgaben. Hier einige Begriffe:

- Fasern, wie zugfestes, kollagenes Bindegewebe, zugelastisches Bindegewebe, biegungselastisches Bindegewebe
- Fasern mit organischer Grundsubtanz ist der Knorpel an den Gelenken
- Fasern mit anorganischer Einlagerung nennt man Knochen
- Embryonales Bindegewebe besitzt keine Fasern, wird aber bei Wundheilungsvorgängen benötigt
- Fettgewebe, dass sind Fetteinlagerungen innerhalb der Zelle. Baufett und Speicherfett
- Blut, Fasern werden erst bei der Gerinnung sichtbar
- Kollagen, sind Fasern mit hoher Zugfestigkeit. Früher wurde durch Auskochen tierischer Sehnen und Bänder Tischlerleim hergestellt.

Fettzellen

Sie sind von Gitterfasern umsponnen. In diesem Bindegewebe haben die Zellen die Fähigkeit, Fett zu speichern.

Baufett

Normale Fettzellen nennt man Baufett. Bei Druck verformen sich die Fettzellen. Das ist z. B. bei dem Handteller, Fußsohlen erwünscht. Es polstert Organe aus, füllt Hohlräume im Körper und sichert die Lage der Organe.

Speicherfett

Speicherfette sind nicht mehr benötigte Energiereserven. Diese Fette sind in unseren zivilisierten Ländern unzweckmäßig und verkürzen die

Lebensdauer. Zudem wird mit dem Fett immer zuviel Wasser eingespeichert. Es entsteht durch Veranlagung, Krankheiten sowie Völlerei und krankheitsbedingt.

Kollagen-Fasern

Sie sind sehr zugfest, dabei auch sehr biegsam. Das ist bei Sehnen, Bändern und Organkapseln auch erwünscht.

Knochen

Werden in die Grundsubtanz Kristalle aus Kalzium- und Magnesiumsalzen eingebaut, so entstehen Knochen und Zahnbein. Knochen haben eine 10-mal höhere Druckfestigkeit als Knorpel.

Knorpel

Auch Knorpelzellen bauen sich wieder auf. Aufbau und Abbau halten sich beim Knochen im Gleichgewicht. Bei manchen Krankheiten ist dieses Verhältnis verschoben.
Während Knochen von Blutgefäßen durchzogen sind, ist der Knorpel gefäßlos und heilt sehr schlecht. Der Knochen heilt wesentlich schneller.

Arthrosen

Die schlechten Heilungsaussichten des Knorpels sind das Problem der Arthrosen. Durch die NIIT wird der Knorpelaufbau beschleunigt und führt oft zu überraschenden Erfolgen.
Knochenbildung kann über Knorpel und über Bindegewebe wachsen oder beschleunigt werden.

Blut

Blut ist ein flüssiges Gewebe. Zur Hälfte besteht es aus einer eiweißreichen Flüssigkeit, dem Blutplasma, zum anderen aus roten und weißen „Blutkörperchen-Zellen".
Die Zwischenzellsubstanz (Ernährung der Zelle) ist also Blutplasma. Bei der Blutgerinnung fällt aus dem Blutplasma Fibrin, ein Fasergerüst, aus. Was übrig bleibt ist Blutserum.
Blut ist ein wichtiges Transportmittel des Organismus. Hormone, Vitamine, Medikamente, Kohlenhydrate, Fette, Eiweiße, Mineralsalze,

Abfallprodukte, Wasser und Sauerstoff werden durch den Körper geleitet und damit werden die Zellen versorgt. Die Leber ist für die Zusammensetzung des Blutplasmas und die Niere für die Reinigung verantwortlich. Hier setzt die Colon-Hydro-Therapie an. Sie optimiert die Leber- und Nierenfunktion und verbessert das Blutsystem, unter anderem auch im extrazellulären Bereich. Damit werden Stoffwechselabfallprodukte besser abgeführt und Zellnahrung optimal angeboten.

Lymphzellen

Lymphzellen dienen der spezifischen Abwehr, indem sie Antikörper bilden. Die Lymphzellen werden in den lymphatischen Organen gebildet (T-Lymphozyten, Gedächtniszellen). Die Thymusdrüse ist der Ausbildungsplatz der B-Lymphozyten. Hier wird ihnen die „Erinnerung" gegen einzelne Erreger eingeimpft.

Muskelgewebe

Straffes, parallelfasriges Bindegewebe umhüllt die einzelnen Muskelfasern (Zellverband von Muskelzellen) und ermöglicht die Verschiebung. Das ganze Bündel von Muskelfasern wird von Bindegewebe eingefasst. Diese Hülle nennt man Faszie.

Sehne

Der Muskel ist nicht mit dem Knochen verbunden. Zwischen Muskelfaser und Knochen liegt immer Sehnenfaser.

Kurz: Die Muskelfaser ist von Bindegewebe umhüllt. Der Muskel geht in eine Sehne über, die am Knochen befestigt ist. Hier liegen die Triggerpunkte bei der Fibromyalgie. Diese Triggerpunkte lassen sich gut mit der NIIT beseitigen. Gibt es sehr viele Triggerpunkte im Brust- und Schulterbereich, entstehen oft depressive Phasen, die sich auch mit der NIIT wunderbar, schmerzfrei und schnell lindern und beseitigen lassen, ersatzweise z. B. beim Herzschrittmacher mit der „Neuen Schmerz-Therapie nach Ullrich".

Nervenzellen

Jede Zelle lässt sich erregen. Nervenzellen besitzen aber die Eigenschaft, Erregungen über große Entfernungen sehr schnell weiterzuleiten. Es gibt

Nervenzellfortsätze, die die Erregung zum Nerv hinleiten (Dendriten) und auch wegleiten (Axon oder Neuriten).
Zwischen den Zellen liegen Kontaktstellen, die Synapsen. Hier erfolgt die Weiterleitung von einer zur anderen Zelle mit Hilfe von Überträgerstoffen.

Hier setzt die „Neue Schmerztherapie nach Ullrich“ ein. Sie kann mit Daumenmassage, Akupunkturnadel, Procainspritze usw. durchgeführt werden. Die Makuladegeneration kann über Füße und Hände beseitigt werden. Diese Therapie lässt sich mit den „Rehatron alpha“ elegant und schmerzfrei durchführen und ist ein Meilenstein in der Schmerztherapie.

Eine neue, elegante Lösung für Dauerschmerzpatienten.

Allgemeines zur Anwendung des „Rehatron alpha-Gerätes" und des „Theracell 100"

Gerätebeschreibung

Das Gerät selbst besteht aus einem 80 cm x 50 cm x 80 cm großen Blechgehäuse, in dem sich alle wichtigen elektronischen Teile wie Netzteil, Schwingkreis, Hochleistungsschalter und Steuerung befinden. Im Einsatz wird der Kondensator auf 30.000 Volt mit 4.000 Ampere aufgeladen. Es entstehen Spitzenleistungen von 120 Millionen W und Frequenzen von bis zu 200 kHz. Das Gerät sollte nur vom Fachpersonal geöffnet werden, ansonsten erlischt der Versicherungs- und Garantieschutz.

Das Gerät ist mit großen Rädern ausgestattet und leicht fahrbar. Ein Rad hat eine Feststellbremse am Rad selbst.

Die Energie gelangt über ein 2 m langes, verdrehtes Kabelbündel (getwisted), bestehend aus 2 Kabeln. Nach 2 m wird das Kabelbündel geöffnet zu einer Schleife mit einem Durchmesser von 25 cm und zurückgeführt.

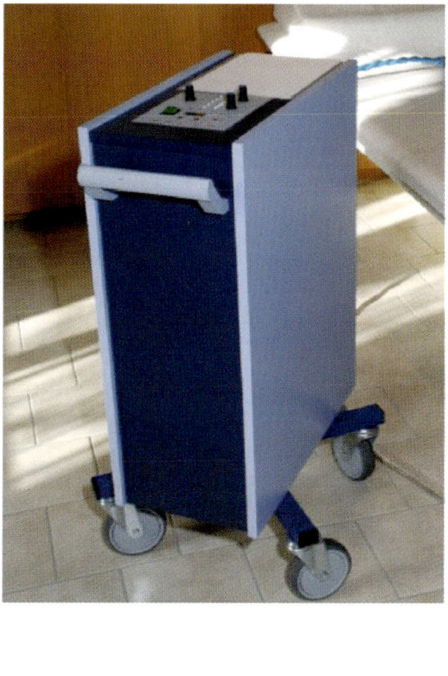

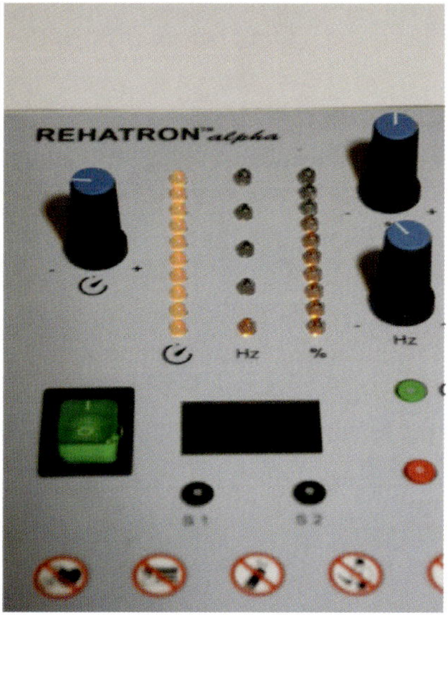

Schleife

Die zwei hinführenden Kabel zur Schleife und zurückführenden Kabel von der Schleife ins Gerät zurück, werden verdreht und durch eine hellblaue Isolierverkabelung zu einem Kabel zusammengefasst.

Die Energie wird im Innenkreis der Schleife 18–25 cm tief auf den Körper übertragen. Entscheidend für den Erfolg ist auch die Art des Auflegens auf den Körper.

Die Schleife darf niemals auf das Gerät gelegt werden!

Fronttafel

Auf dem Gerät selbst ist eine ca. 25 x 35 cm große Fronttafel (Bedienfeld) angebracht.

Intensität

Die Intensität wird durch 10 LED angezeigt. Das bestimmt die Stärke des Magnetfeldes. Es ist die rechte rote Lichtreihe in %.
1 LED = 50 %, 10 LED = 100 %
Die Einstellung des Potenziometers erfolgt über den rechten, oberen Drehknopf mit den Zeichen -/%/+.
Die Intensität kann während der Behandlung verändert werden.

Hz (Hertz)

Das Potentiometer Hz ist für die Impulsfolge pro Sekunde zuständig.

- 1 LED = 1 Hz = 60 Schläge/Minute
- 1 Schlag pro Sekunde
- 2 LED = 90 Schläge pro Minute
- 3 LED = 120 Schläge pro Minute usw.

1 Schlag pro Sekunde entspricht in etwa dem normalen Pulsschlag. Die LED liegen mittig und haben eine dunkelrote Farbe. Der entsprechende Drehknopf liegt rechts unten. Die Impulsfolge kann während der Behandlung geändert werden.

Zeit

Links liegt eine senkrechte LED-Leiste mit gelben Leuchten. 1 LED entspricht 1 Minute, 10 LED entsprechen 10 Minuten. Hier wird die jeweilige Behandlungsdauer in Restzeit zur eingestellten Behandlungsdauer angezeigt.

Grüner Wippschalter links

Mit dem grünen Wippschalter wird die Netzspannung eingeschaltet! Das Gerät ist betriebsbereit.

Grüne Drucktaste rechts

Nach Eindrücken leuchtet die grüne Drucktaste auf. Die Behandlung wird gestartet.

Rote Drucktaste rechts

Nach Eindrücken der roten Drucktaste leuchtet diese auf. Die Behandlung ist beendet.

Taste S1

Sie zeigt die Einstellungsstatistik und die Summe der Anwendungszeit an. Die Gesamtsumme der Anwendungszeit ist nicht rückstellbar. Beim nochmaligen Drücken wird wieder die Behandlungszeit eingestellt.

Taste S2

Setzt die Behandlungseinstellung auf die Standardeinstellung zurück. Die Standardeinstellung zeigt

- die Zeitvorgabe in Minuten.
- die Frequenz in Hz
- die Intensität in %
- die Restzeit in Sekunden an.

Zeichen

Die kreisrunden, rotumrandeten Schilder zeigen jeweils Verbote an.

Herzschrittmacher	=	Mindestabstand zum Gerät 5 m
Magnetfeldkarten	=	Mindestabstand zum Gerät 5 m
Metalle	=	Mindestabstand zur Schleife 1 m
Uhren	=	Mindestabstand zur Schleife 1 m
Implantate	=	können selbst nicht therapiert werden

Metallimplantate (Hüfte, Knie, Schienbein) erwärmen sich. Zahnimplantate braucht man im Allgemeinen nicht zu berücksichtigen.

Fehler

Fehler zeigen sich im Display auf der Fronttafel als 4-stellige Nummer. Bei Fehlermeldung muss die Meldung mit der Nummer an die Hersteller-Firma durchgegeben werden.

Die Gebrauchsanweisung ist gründlich durchzulesen und immer zu beachten!

Das Gerät darf nicht im Freien oder in feuchten Räumen betrieben werden. Der Einsatz ist nur in trockenen, geschlossenen Räumen möglich.

Jede im Raum befindliche Person ist auf die Vorsichtsmaßnahmen hinzuweisen.

Personal sollte immer die Bedienungsanleitung durchgelesen haben! Sie sollte in greifbarer Nähe liegen.

Therapievorbereitung

- Wir untersuchen den Patienten durch Blickdiagnose. Wie ist die Körperhaltung – Gebeugt, gebückt, humpelnd? Hat er Bewegungseinschränkungen? Ist sein Blick schmerzverzerrt, überspielt er durch aufgesetzte Fröhlichkeit die Probleme? usw.

- Wir schauen uns die Hautfarbe des Gesichts an und können schon viele Probleme vermuten, wie Hepatitis, Hautprobleme, Sehschwäche, schwarzer Augenhof (Sichelzellanämie) oder rote Wangenfarbe (Lupus) usw.

- Ein wichtiger Bereich sind die Hautfältelungen im Gesicht zum Beispiel:

die Unterkinnfalte	=	LWS-Probleme
ausgeprägte Nasobialfalte	=	Magenprobleme
senkrechte Wangenfalte	=	Knieprobleme
Stirnfalte zwischen Augenbrauen	=	Kopfschmerzprobleme
Senkrechte Falte am Ohrläppchen	=	Herzprobleme

- Die Zunge zeigt uns Probleme des Verdauungsapparates und der Psyche an.

Möglichkeit einer naturheilkundlichen Grunduntersuchung

Anamnese

Sehr wichtig ist das Gespräch mit dem Patienten und seiner Begleitung. Subjektive und objektive Eindrücke erhalten wir hier. Hauptsymptome, Begleitsymptome, klinische Diagnose, Krankheitsverlauf, durchlaufene Therapien, erstes Auftreten der Symptome. Bisherige Erkrankungen und Operationen (jeder gelungenen Operation geht ein misslungener Heilungsversuch voraus), frühere und aktuelle Medikamentierung, Kontrolle der Medikamente auf ihre Verträglichkeit, Nebenwirkungen, jahreszeitliche – und temperaturbedingte – oder tageszeitliche Einschränkungen, allgemeine Lebenssituationen, Umfeld, Familienverhältnisse und vieles mehr.

Augendiagnose

Das Mikroskop zeigt uns oft Krankheitszusammenhänge auf.
Z.B. Rote Herz-Milz-Transversale: Herzinfarktgefahr, Defektzeichen mit Fremdpigment: Krebsgefahr, Konstitution mit dünnen, geraden Radiären: Hochsensibel, je nach Pupillenabflachung: Schulter-Arm-Syndrom, HWS-, BWS-, LWS-Probleme, Hüftprobleme usw. Für uns ist die Augendiagnose eine Grobdiagnose.

In jedem Fingergelenk, Finger, Hand, Arm usw. ist der Körper reflektorisch mit all seinen Organen und Organschwächen vorhanden. Bei einer Organschwäche ist der entsprechende Druckpunkt schmerzhaft (Akupressur).
Beim Auge liegt das Feld ohne schützendes Bindegewebe frei und man sieht aufgrund von Strukturen, Radiären, Defekten, Verformungen der Iris und Pupille, Pigmenten und Verfärbungen viele Erkrankungen und deren Ursache.

BFD-Test/Vega-Test

Im BFD-Test (Bioelektrische Funktionsdiagnose) ermitteln wir über eine elektrische Testung den Spannungsabfall bei kranken Organen und mit Hilfe des Vega-Filterverfahrens finden wir nach einem System das optimale Medikament, um den Spannungsausgleich wieder herzustellen. Wir können Organe, Nahrungsmittelunverträglichkeiten, Allergien, Medikamente, Zähne und Zahnmetalle, Bakterien- und Virenbefall, Verpilzungen, Krebs u. v. m., nicht nur messen, sondern auch das jeweilige Stadium ermitteln.

Ähnlich arbeitet auch der EAV-Test (Elektro-Akupunktur-Verfahren) und das Vegatest-Filter-Verfahren. Auch mit Hilfe der Kineosologie kann ich den Spannungsabfall des Nervensystems bei Unverträglichkeiten feststellen. Die elektronischen Verfahren sind halt effizienter.

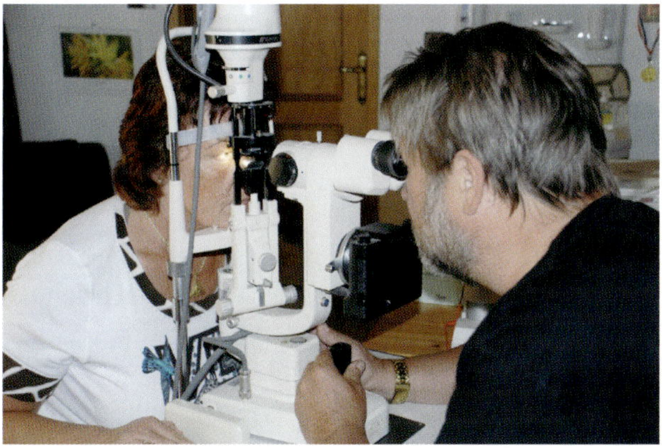

Augendiagnose

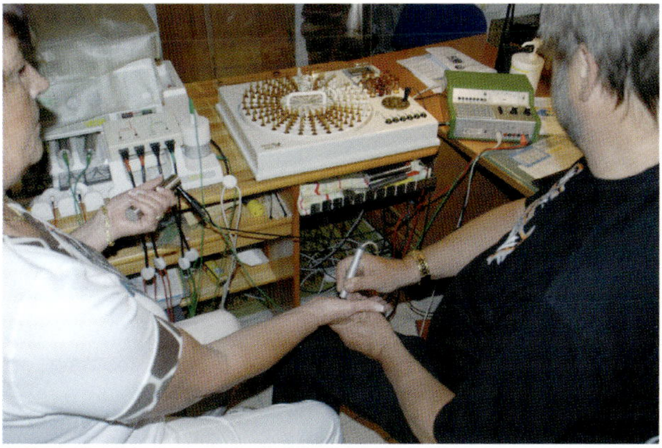

Vega-Test

Klinische Untersuchungen

Klinische Untersuchungen, wie Blutuntersuchung, Röntgen, Magnet-Resonanz-Untersuchung, Ultraschall usw. runden den Untersuchungsbericht ab.

Möglichkeiten der Untersuchung

Es gibt natürlich noch viele andere Untersuchungsmethoden. „Viele Wege führen nach Rom", heißt ein Sprichwort. Jeder Therapeut sucht sich die Methode aus, die ihm liegt, die er beherrscht und die möglichst exakt und aussagefähig ist.

Beispiel Milch

Kaum ein Bundesbürger kann tierische Milch- und Sauermilchprodukte vertragen. Es enthält kein Vitamin D3 und kann Osteoporose verursachen.
Zudem haben ca. 20 % aller Bundesbürger eine Laktoseintoleranz.

Weglassdiät und NIIT

Bei Kniegelenkarthrose ist der Rheumafaktor meist negativ. Die Knieschmerzen zwischen rechtem und linkem Knie sind unterschiedlich. Es liegt in 90 % der Fälle eine Psoriasis-Arthropathie vor (Psoriasis = Schuppenflechte, hier der Knochenhaut am Knie).
Psoriasis heißt auch: Unverträglichkeit auf tierische Milchprodukte, alle Hefen und vorhandene Nierenausscheidungsschwäche.

Erfolgreiche Therapie in diesem Fall:

Weglassdiät, ca. 40 Colon-Hydro-Behandlungen, ab 20. Behandlung: ca. 5–10 NIIT.

Resümee

Nun sehen Sie, liebe Leserinnen und Leser, wie komplex alles ist, wenn die Therapie einer angeblich unheilbaren, chronischen Krankheit zum Erfolg führen soll. Auch die NIIT setzt eine ordentliche Untersuchung voraus.

Therapiegrenzen

Wenn man die Erfolgsgrenzen einer Therapie kennt, lässt sich erst die richtige Entscheidung treffen. Das Lehrbuch, in dem man jede Therapie, vielleicht sogar die Therapieeinstellung ablesen kann, gibt es bei erfolgreichen Therapeuten nicht. Ich will und kann Ihnen nur meine Erfahrungen so vermitteln, dass Sie schneller Ihren Weg finden und den Erfahrungsschatz schneller optimieren.

Erfahrung

Angaben, für welche Erkrankungen welche Einstellung notwendig ist, halte ich nicht für unbedingt richtig. Wir stellen das Gerät nach anderen Gesichtspunkten ein und sind schneller erfolgreich.

Tabletten

Tabletten kann jeder verordnen. Heilen sie wirklich? Manchmal sind sie unumgänglich, aber jeder Wirkung folgt eine Nebenwirkung.

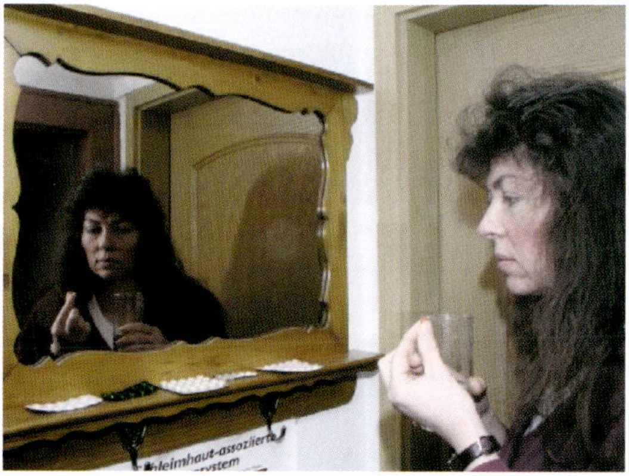

Therapieablauf der NIIT

Unsere Vorgehensweise bei der Behandlung

Vorbereitung

mit dem Rehatron plus, also der Nicht-invasiven Induktion-Therapie. Der Patient sollte am Gerät für die NIIT-Untersuchung frei stehen können.

Patientensitz

Neben dem Gerät sollte eine Sitzmöglichkeit mit Lehne vorhanden sein. Beim Sitzen darf der Patient nicht mit Metall des Stuhles in Berührung kommen.

Patientenliege

In voller Reichweite der Schleife sollte eine Liege vorhanden sein. Auch hier sollte der Patient nicht mit dem Metall der Liege in Kontakt kommen können.
Um das Gerät herum, in **3–5 m Umkreis**, sollte sich kein elektrisches oder elektronisches Gerät befinden.

Vorsicht bei elektrischen Geräten

Also: Computer, Diktiergeräte, andere Therapiegeräte usw. rechtzeitig außer Reichweite des in Betrieb befindlichen „Rehatron alpha-Gerätes" stellen. Denken Sie als Therapeut auch an elektrische oder elektronische Wanduhren, Laser oder elektrisch betriebene Handgeräte. Und denken Sie an sich selbst.

Metalle entfernen

Sie als **Therapeut** ebenso wie der **Patient** sollten alle Metalle außer Reichweite deponieren. Dazu gehören Autoschlüssel, Wohnungsschlüssel, Geldbeutel, Halsketten, Fingerringe, eventuell Piercing-Schmuck, Ohrringe, Armbanduhr, Fußkettchen, Haarnadeln, Armreifen usw. Zahnmetalle können im Mund verbleiben.

Magnetfeldkarte

Wichtig ist auch das Ablegen von Magnetfeldkarten wie Scheckkarte, Karte der Krankenversicherung, Funksteuerung vom Autoschloss, Taschenmesser usw. Ich hatte einmal eine Patientin, bei der sprangen von einem Metallschenkel der Haarnadel zum anderen Metallschenkel Funken über, als die Schleife noch ca. 8 cm vom Kopf entfernt war. Ein anderer Patient hatte von seinem Mercedes 500 den Autoschlüssel in der Tasche behalten. Als er später das Auto elektronisch öffnen wollte, blieb die Tür zu, aber die Alarmanlage meldete sich recht aufdringlich. Zu denken ist auch an Metalle, die sich an Kleidung und Schuhen befinden. →

→ Metalle an der Kleidung, Implantate

Fragen Sie Ihre Patientin oder Patienten nach Implantaten, die befinden sich meist an Knie, Hüfte oder Sprunggelenk. Des weiteren nach Stahlnägeln im Schienbein, Arm oder Platten im Handgelenk.
Hier muss bei der Behandlung vorsichtig verfahren werden.

Metallerwärmung

Die Metalle können sich zu stark erwärmen!
Möglichst nicht an dieser Stelle außen die Schleife anlegen und wenn, dann nur kurzzeitig und mit geringer Leistung.
Denken Sie daran: Sie als Therapeut tragen eine große Verantwortung! Auch wenn Sie die Schleife weiter entfernt anlegen, kann es zu einer Erwärmung kommen, je nach Größe und Form des Implantates.

Herzschrittmacher, Schwangerschaft

Herzschrittmacherpatienten und Schwangere dürfen nicht mit dem „Rehatron alpha-Gerät“ behandelt werden und müssen bei in Betrieb befindlichen Geräten einen 5 m großen Sicherheitsabstand halten und stattdessen die „Neue Schmerz-Therapie nach Ullrich“ mit Injektionen anwenden.

Das Magnetfeld des Gerätes ist im Bereich der Schleife extrem stark.

Herzerkrankungen

Bei schweren Herzerkrankungen und sehr empfindlichen Menschen sollte im Herzbereich nur mit der niedrigsten Hertz-Einstellung (1 LED = 1 Hertz) gefahren werden.
Das heißt, 60 Schläge pro Minute. Diese Impulsschläge entsprechen dem Herzrhythmus.

Untersuchung mit dem Rehatron alpha

Lassen Sie den Patienten am Gerät Aufstellung nehmen und stellen Sie das Gerät auf volle Leistung. Der Patient braucht sich nicht zu entkleiden. Fahren Sie langsam alle vier Seiten des Patientenkörpers von oben nach unten mit der Schleife ab. Die Schleife sollte dabei nur wenige Zentimeter Abstand vom Körper haben.
An den Stellen, an denen der Patient zusammenzuckt oder Schmerzen entstehen, sollte die Schleife zur Therapie angelegt werden. Auch wenn die Schmerzzone, die der Patient angegeben hat, ganz woanders liegt.

Therapiefestlegung

Prinzipiell therapieren wir nur max. 4 mal 10 Minuten. Manche Patienten sind schon übertherapiert nach 20 Minuten. Durchschnittlich 3 x 10 Minuten ist üblich.

Therapiedauer

Bei einer Übertherapierung klagen sehr sensible Patienten über Kopfdruck und nächtliches Herzrasen. Ich empfehle, sich ganz langsam an die optimale Therapiedauer heranzutasten und mit 1 Hertz zu beginnen.
Allerdings habe ich auch Patienten, die nur 1 x 10 Minuten behandelt werden wollen.

Unsere Therapievorschläge

Sie sind häufig gleich.
2 Hertz (3 LEDs), volle Leistung (100 %) und 10 Minuten.

Bei manchen Patienten dürfen wir nur mit 50 % Leistung = 1 LED arbeiten. Bei implantierten Patienten nur 5 Min. statt 10 Min.

Die Schleife darf nicht aufs Implantat angelegt werden, sondern nur 1 Gelenk darüber oder darunter mit geringer Leistung und nur wenige Minuten.

Wir empfehlen hier einen Tageslehrgang, in dem alle Möglichkeiten durchexerziert werden. Therapiert man zu stark, können vermehrt Schmerzen entstehen.

Es dürfen im Behandlungsbereich zwar dumpfe Schläge entstehen, aber keine spitzen Stiche!

Sollte es zu Stichen kommen, muss man die Leistung herunterdrehen, bis nur noch dumpfe Schläge entstehen. Die Beschwerden stellen sich immer erst später ein!

Wieviel Hertz?

Die gängige Therapieeinstellung der Angabe Hertz liegt bei 120 Schlägen pro Minute (3 LED leuchten auf). Nur an den Füßen, Knien und Händen liegt die Therapieeinstellung meist etwas höher. Wir halten nur sehr selten die Schleife in geringem Abstand an den Kopf.
Makuladegeneration,Trigeminus-Neuralgie, chronische Sinusitis usw. behandeln wir anders. Dazu später.

An den Extremitäten entstehen nur selten dumpfe Schläge. Hier ist die Erfahrung gefragt.

Die Behandlung mit dem Rehatron alpha-Gerät oder mit Theracell 100

Behandlungsschmerz

Die Behandlung an Füßen, Knien, Händen und Armgelenken verursacht meist kein Pochen, Schlagen oder Klopfen in den Gelenken. Ausnahme sind ausgeprägte Sprunggelenkarthrosen oder schwere Kniegelenkentzündungen. Man muss wissen, dass der Patient mit jahrealtem Dauerschmerz und Gelenkentzündungen gegen Schmerzen nicht abstumpft, sondern im Gegenteil immer empfindlicher reagiert, das endet im Berührungsschmerz.

Normal ist, dass sich die behandelte Stelle langsam erwärmt.

Geräteeinstellung: Stechender Schmerz

Wollen wir eine Körperstelle therapieren, legen wir entsprechend die Schlinge an diese Stellen und stellen das Gerät auf 100 % Leistung. Entsteht im Bereich der Schleife ein schmerzhaftes Stechen im Gelenk oder an der jeweiligen Körperstelle, wird die Leistung mittels Drehknopf am Gerät heruntergestellt.

Die Therapie darf keinen stechenden Schmerz verursachen.

Geräteeinstellung: Dumpfer Schmerz

Der stechende Schmerz geht dann häufig in einen dumpfen Schmerz über. Eventuell wird wieder heruntergeschaltet, bis die dumpfen Schläge in ein erträgliches Klopfen übergehen. Nun wird die Schleife noch etwas verschoben, bis die „schlimmste Stelle“ gefunden ist. Dieser Bereich wird 10 Minuten behandelt. Der Patient soll nicht gequält werden, andererseits sollte der zu behandelnde Punkt auch für den Patienten spürbar unangenehm sein. Der gleiche Punkt sollte nicht länger als 10 Minuten in einer Sitzung behandelt werden. Man geht dann besser zum nächsten Therapiepunkt über.

Nach einer erneuten Therapiesitzung am nächsten Tag werden Sie feststellen, dass der gleiche Therapiepunkt schon mit einer höheren Leistung behandelt werden kann.

Müdigkeit nach der Therapie

Einige Patienten klagen nach der Behandlung über Müdigkeit. Das ist ganz einfach zu erklären.

Innerhalb der Schleife entsteht eine Energie, die dem Gewitterblitz nahe kommt. Dabei wird Ozon freigesetzt. Eingeatmetes Ozon macht müde.

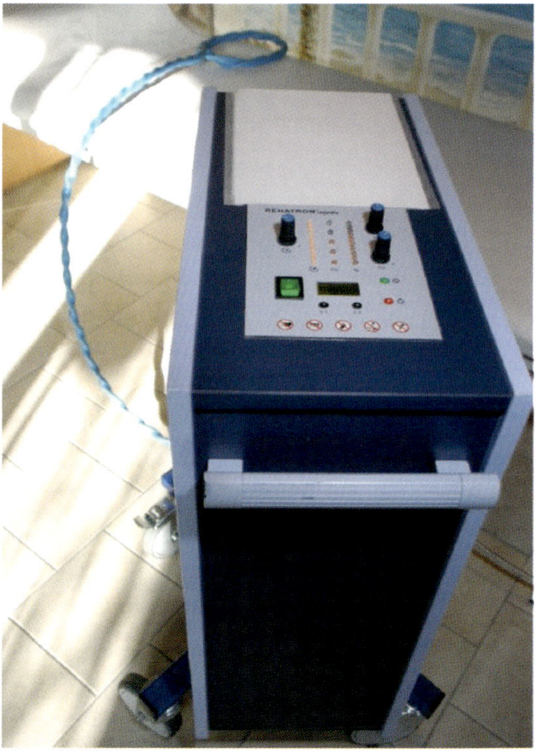

Ozon

Deshalb sollte der Therapeut nicht immer in direkter Nähe des Patienten sitzen, sondern einen Mindestabstand einhalten. Man kann natürlich auch einen kleinen Ventilator aufstellen oder das Ozon absaugen. Ozon hat eine Halbwertzeit von 30 Minuten, dann wird daraus Sauerstoff. Das Zwischenprodukt nennt man Singulett-Sauerstoff und ist wiederum ca. 800 Mal wirksamer als normaler Sauerstoff.

Wichtige Hinweise:
Stechenden Schmerz und schmerzhaftes, dumpfes Klopfen vermeiden!
Metalle und Magnetfeldkarten vor der Behandlung ablegen!
Möglichst eine Stelle nur 10 Minuten behandeln und dafür an mehreren Tagen wiederholen oder bis zu 3 x 10 Minuten mit Unterbrechungen behandeln!

Weitere Hinweise

Ich habe 2 x auf dieses Thema aufmerksam gemacht, denn jeder Patient ist anders. Wir Menschen sind keine Maschinen.

Stellen Sie die Hertz-Zahl zu hoch, können sensible Menschen, aufgrund von Herzrasen die ganze Nacht nicht schlafen. Also, bei neurogen-sensiblen und vegetativ-spastischen Menschen (Augendiagnose) nur mit 1 Hertz = 60 Schläge pro Minute fahren. Das gilt auch für Hochdruck-Patienten. 1 Hertz / Minute!

Es gibt zur Zeit zwei Therapieschematas

Normale Therapie

Die normale gängige Praxis nach dem Motto, da, wo es dem Patienten weh tut und da, wo die Schleife Schmerzen anzeigt, wird therapiert. Das ist bei vielen Beschwerden auch völlig ausreichend und erfolgreich. Der große Erfolg der NIIT basiert auf diesem Therapieschema und hat mich zum Kauf des teuren Gerätes veranlasst.

Neue Therapiemethode

Es gibt ein zweites Therapieschema.
Sie setzt auf elegante und einfache Weise die „Neue Schmerz-Therapie nach Ullrich“ um. Mit Hilfe dieses Schemas werden viele chronische Krankheiten, die nichts mit Schmerzen zu tun haben, erfolgreich therapiert. Früher wurde diese Behandlung „Lymph- und Falten-Therapie“ genannt.

Historie

1995 fanden wir nach der „Fibromyalgie-Therapie nach Prof. Dr. Brügger“, der „Schmerz- und Organ-Therapie nach Siener (NPSO)“, der Neural-Therapie und der Akupunktur eine gänzlich neue Behandlung, die aus unserer Sicht allen anderen Methoden überlegen war. Wir brauchten mehrere Jahre, um den berühmten „roten Faden“ zu finden.

Stellen Sie sich einen Patienten mit Herzschrittmacher vor.
Er darf nicht mit diesem Gerät therapiert werden. Sie, als Therapeut, müssen also eine andere Behandlung einsetzen. Wir empfehlen dazu die „Neue Schmerztherapie nach Ullrich“. Wir zeigen Ihnen nachfolgend, wie sie funktioniert. Sie ist sehr einfach zu erlernen.

Die Schmerzpunkte liegen fast immer in den Gelenkenfältelungen.
Hat man diese Therapie verstanden, kann man sie auch sehr einfach durch die „Rehatron-alpha“-Behandlung ersetzen. Es erleichtert die Logik, das Erlernen und die Ausführung.
Sie ist also Ersatz und daneben eine Erfolgsquelle.

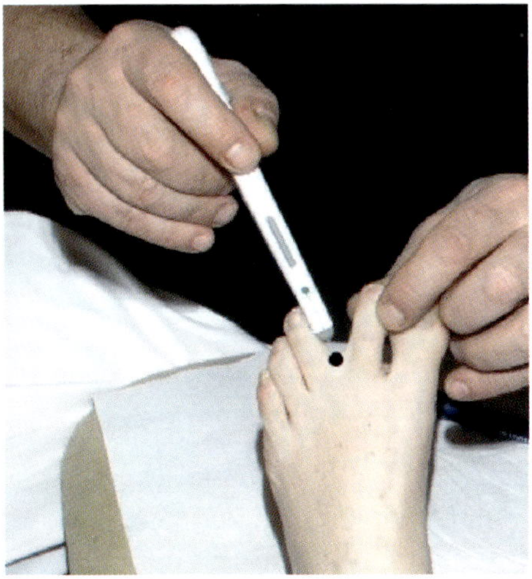

Bild 1: *Das Arbeiten mittels Akupunktur-Such- und Therapiegerät*

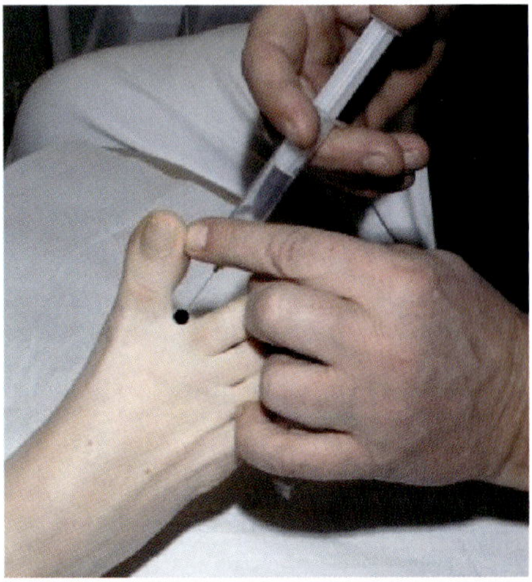

Bild 2: *Das Arbeiten mit der Injektionsspritze*

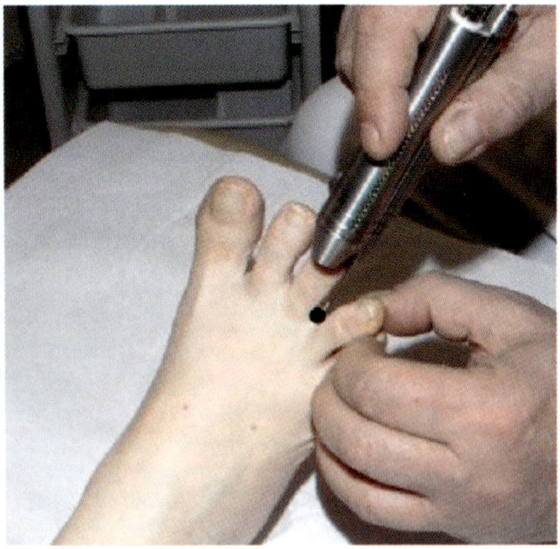

Bild 3: *Das Arbeiten mittels Laser*

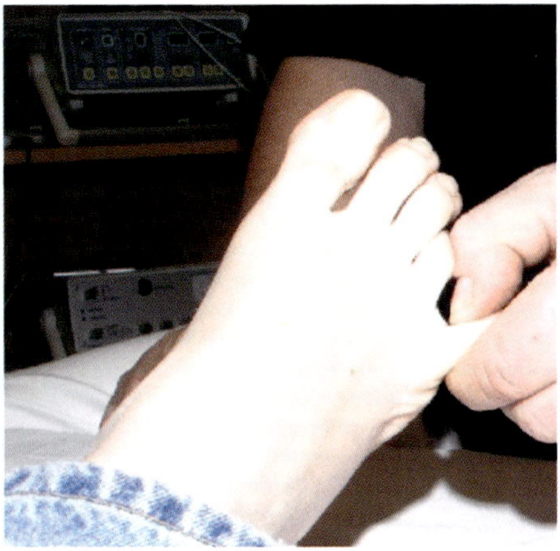

Bild 4: *Das Arbeiten mittels Punktmassage mit dem Daumen*

Faltenbehandlung
Um es kurz zu machen, die therapiewürdigen Punkte liegen alle in Gelenkfalten (Bild 1).

Mit einem Akupunktursuch- und Therapiegerät finden wir die Punkte und therapieren direkt damit.

Noch effektiver und schneller geht es mit der Procainspritze, aber auch mit der Akupunkturnadel, ja oft reichte die Massage mit dem Daumen aus.

Wenn man mit dem Therapiegerät den entsprechenden Punkt gefunden hat, erkennbar am starken Schmerz und am hohen Summton, wird hier behandelt.

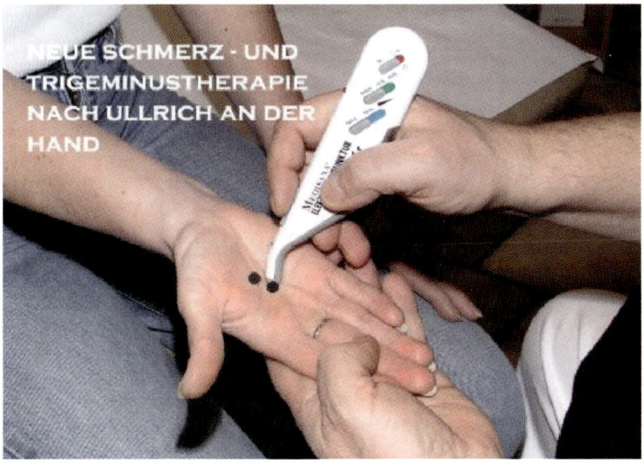

Bild 5: Akupunktursuch- und Therapiegerät. Die wichtigsten zwei Punkte liegen in den Handflächen.

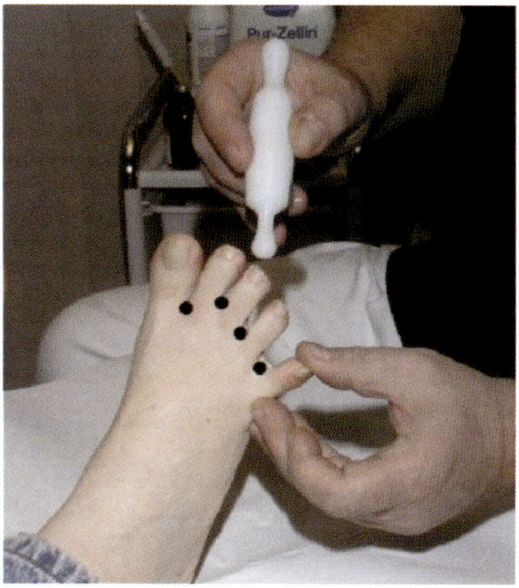

Bild 6: *Das Arbeiten mittels Punktmassage mit Holzgriffel und Daumen*

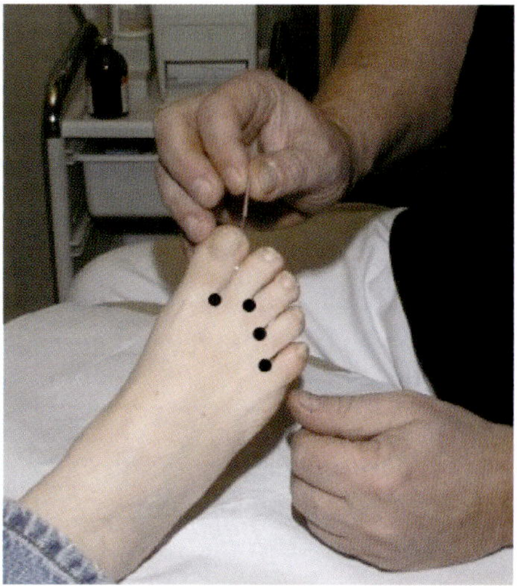

Bild 7: *Das Arbeiten mit der Akupunkturnadel*

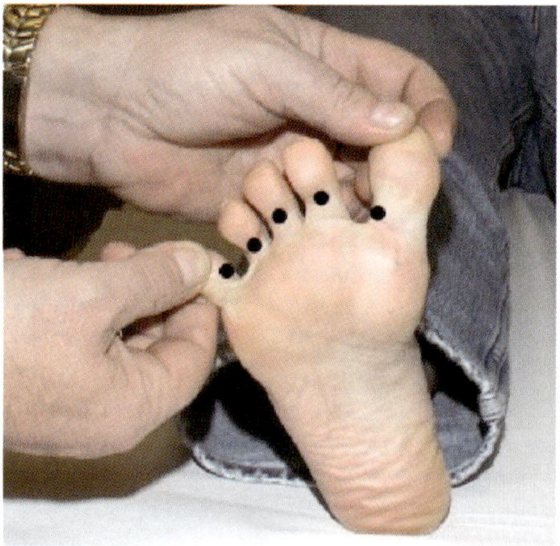

Bild 8: *Therapiestellen an den Zehen*

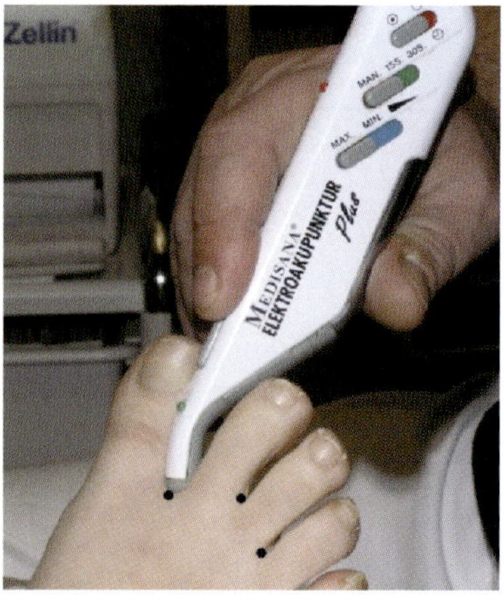

Bild 9: *Hier wird zwischen den Zehen das Lymphsystem behandelt. Die Injektionen sollten in der Größenordnung von je 1-2 ml liegen.*

In die Lymphpunkte zwischen den Zehen (Bild 9) sollte nach dem Auftreten von Schmerzen mit dem Akupunktur-Suchgerät, 1–2 ml Procain oder ähnliches gespritzt werden. Wichtig sind auch die Punkte in den Falten unter den Zehen (Bild 8). Mit Procain lässt sich schnell und effektiv arbeiten und das Taubheitsgefühl verschwindet nach 30 Minuten.

Dabei stellten wir fest, dass bestimmte Therapiestellen der Extremitäten Bezugspunkte zum restlichen Körper hatten und nichts mit Akupunktur zu tun hatten. Zum Beispiel:

Bezugspunkte Füße

Füße zur LWS (Lendenwirbelsäule):
Hüfte, Kopfprobleme mit Trigeminus-Neuralgie, Leiste wie Restless-legs-Syndrom, Karpal-Tunnel-Syndrom u. a.

Kniekehle zur BWS (Brustwirbelsäule):
Kopfprobleme und Fibromyalgien

Leiste zur LWS (Brettgefühl im Rücken):
Aduktoren bei Restless-legs-Syndrom, Hüfte bei Arthrose, Trigeminus-Neuralgie

Bezugspunkte Hand

Die Hand selbst. Dypuytren'sche Krankheit.

Handgelenk:
wie Sattelgelenkarthrose, Arthrosis deformans, Tennisarm, Karpal-Tunnel-Syndrom.

Kopfbereich:
wie Trigeminus-Neuralgie, grüner Star, Makula-Degeneration u. v. m. Alters-Kurzsichtigkeit, chron. Sinusitis, Migräne, Spannungskopfschmerz u. a. m.

Bezugspunkte Armgelenk innen

Schulter:
Schulter-Arm-Syndrom

Hand:
wie Dupuytren'sche Krankheit, andere Handgelenksprobleme

Kopfbereich:
wie Makula-Degeneration, Grüner Star, Schultergelenk-Entzündungen, Kopfschmerzen, Migräne, Spannungskopfschmerz u. v. m.

Bezugspunkte Leisten

Restless-legs-Syndrom
Brettgefühl im LWS-Bereich
Hüfte-Arthrose

Bezugspunkte Kniekehle

Restless-legs-Syndrom
Trigeminus-Neuralgie
Migräne
Makuladegeneration usw.

Wir empfehlen dazu die Bücher:
„Migräne und Trigeminus-Neuralgie"
„Neue Schmerz-Therapien"

Ein Prinzip bestimmt diese Behandlungsmethode

Chronische Krankheiten sind ohne Operation unheilbare Krankheiten, nur akute Krankheiten sind heilbar!

- Man nimmt an, dass jeder 2. Mensch in Deutschland in irgendeiner Form chronisch krank ist.

- Wir sind der Ansicht, dass chronische Krankheiten möglichst erst einmal akut werden müssen. Die Akutphase ist eine Verschlimmerungsphase. Mit der Behandlung danach ist diese Phase vorbei und dem Patienten geht es mit der richtigen Therapie besser.

- Ist die Erkrankung allerdings akut, kann es keine Akut-, bzw. Verschlimmerungsphase mehr geben. Das ist oft bei Arthriden und Arthrosen der Fall.

- Zu einer Akutphase kommt es meist nach der Behandlung der Füße, Kniekehle, Leiste und Hände (2–10 Stunden danach).

- Klären Sie als Therapeut den Patienten vor der Behandlung darüber auf! Auch über das wie und warum. Nur der aufgeklärte Patient wird mitarbeiten, nicht der Zweifelnde, der bricht die Therapie ab.

Therapiebeispiele der NIIT

Wir dürfen keine Vorher/Nachher Bilder zeigen, dass weiß ich auch und versuche es zu vermeiden. Aber hier will ich nur die Art des Heilungsverlaufes dokumentieren. Das ist bei Arthrose und Arthritis sowieso nicht möglich, da es sich meist um ein subjektives Befinden handelt. Deshalb ist die Dupuytren'sche Hand auch nicht im Bild austherapiert worden.

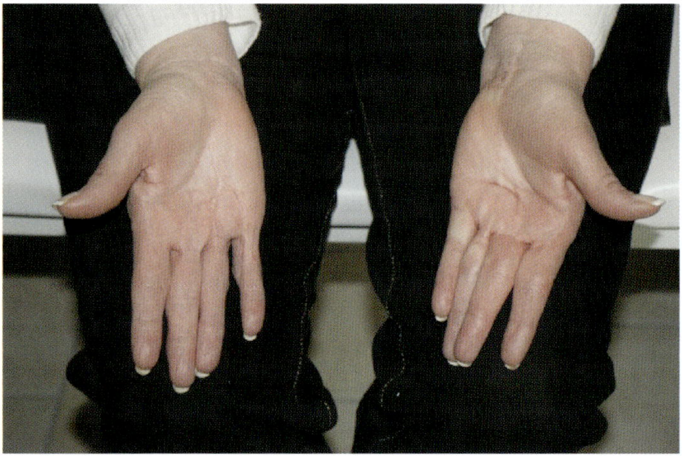

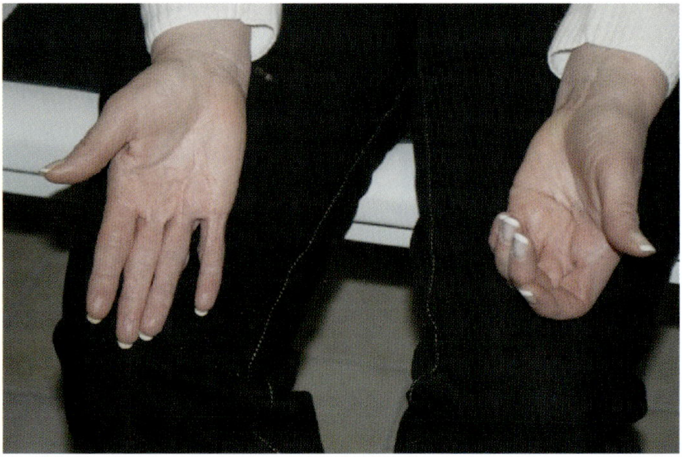

Wir sehen hier die zwei Hände einer Frau. Eine Hand ist operiert worden und nach mehreren Aussagen von Medizinern optimal operiert worden. Trotzdem war die operierte Hand erst nach einem Jahr voll belastbar. Die 2. Hand ist nur antherapiert worden, und zwar nur drei Mal je 10 Minuten an Hand und Schulter. Die Hand kann schon gestreckt werden. Heute, nach weiteren acht Behandlungen ist die ehemals gekrümmte Hand der 56-jährigen Frau fast normal, voll belastbar und nicht durch Narben verunstaltet. Man achte auch auf den Einzug am Innen-Handgelenk. Die Problematik liegt also nicht an der Hand selbst, sondern liegt im Schulter-Arm-Bereich. In schweren Fällen injiziere ich noch Allya, Fa. Pascoe, zusätzlich.

Anlegebeispiele der Schleife bei verschiedenen Erkrankungen

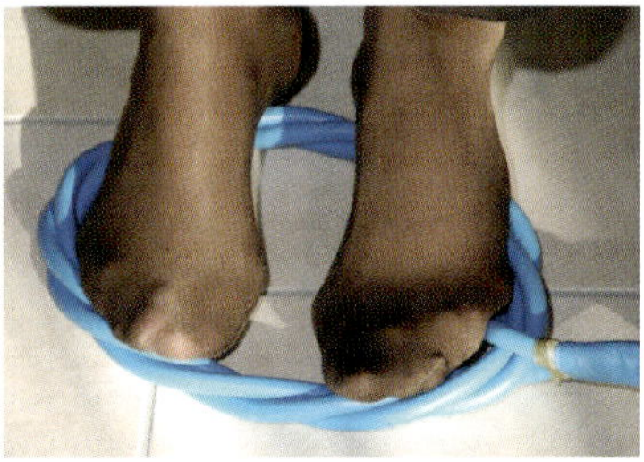

Bild 20

Alle Metalle am Fuß wie Kettchen, Piercing sind entfernt. Die Zehen liegen vorne auf der Schleife auf die Fersen stehen auf dem Boden. Dies ist bei der „Neuen Schmerz-Therapie nach Ullrich“ immer die erste Behandlung, auch wenn hier keinerlei Schmerzen vorliegen. Von hier aus therapieren wir den ganzen Körper über Nervenleitbahnen vom Fuß über die Beine, Leiste, Wirbelsäule hoch bis in den Kopf. Die Füße sind mit der Hand die wichtigsten Punkte in der Therapie von

- Makuladegeneration
- Grüner Star
- Trigeminus-Neuralgie
- Alters- Kurzsichtigkeit
- Spannungskopfschmerz
- Migräne
- Cluster-Kopfschmerz
- Karpal-Tunnel-Syndrom
- Restless-legs-Syndrom (unruhige Beine)
- Arthrosen
- Arthriden
- Multiple Sklerose
- Ischialgien
- Fibromyalgien
- Tennisarm
- Rückenschmerzen
- Schulter-Arm-Syndrom

Es folgt nach dieser Behandlung 10–30 Stunden später eine Akutphase.

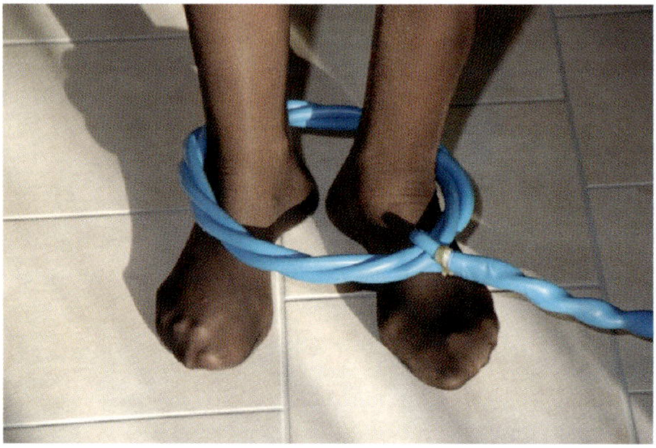

Bild 21

Die Schleife wird mit den innen liegenden Füßen nach außen gedrückt.

Haupttherapie bei

- Sprunggelenkarthrosen
- Fersensporn
- Hüftgelenkarthrosen
- Therapie „der Sienerschen Hüftgelenkspunkte" (NSPO)
- Neue Schmerz- und Organtherapie nach Siener

> **Man sollte wissen, dass der höchste energetische Punkt an der Schleifenverzweigung liegt und diese Stelle immer an der schmerzhaftesten Stelle anlegt werden sollte.**

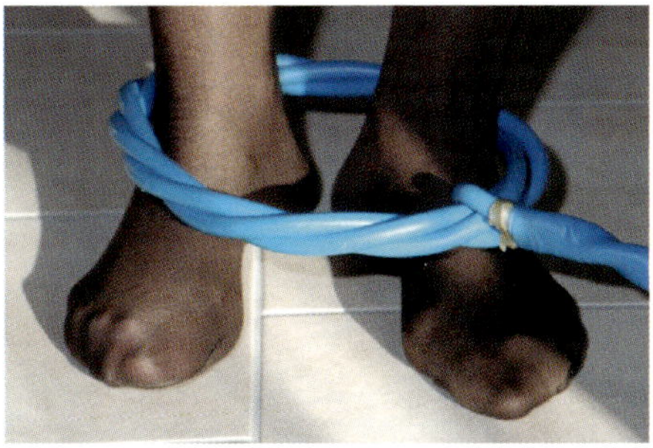

Bild 22

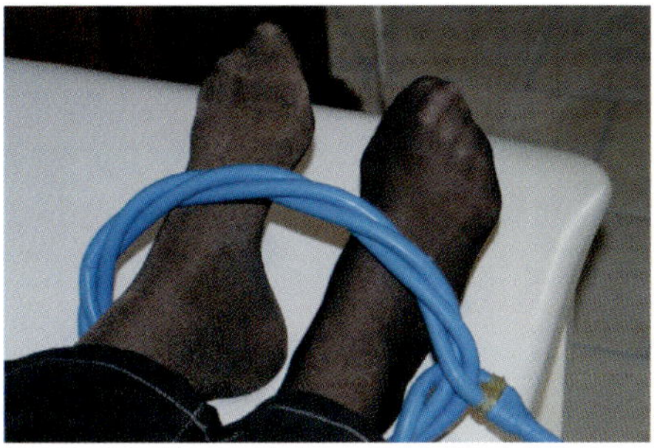

Bild 23

Bild 22:
Man sieht sehr deutlich, dass die Schlinge gespannt ist. Natürlich ist das nicht die einzige Einstellung. Ich werde später noch einmal alle gängigen Erkrankungen und Indikationen, nicht nur mit der NIIT erklären.

Bild 23:
Man kann diese Behandlung im Sitzen durchführen, aber auch im Liegen. Im Liegen wird natürlich nicht soviel Ozon eingeatmet und man ermüdet nicht so schnell.

Wenn man die Füße verdreht, also mit den Fußinnenseiten nach außen in die Schleife legt, wird die Sprunggelenkarthrose auch am Innenknöchelbereich optimal behandelt (ohne Abbildung).

An den Füßen kann man meist das Potentiometer Hz = 5 Pulse pro Sekunde (5 LEDs) und das Potentiometer % = 100 % Intensität einstellen (10 LEDs), sofern keine Stiche und Klopfschmerz während der Behandlung entstehen.

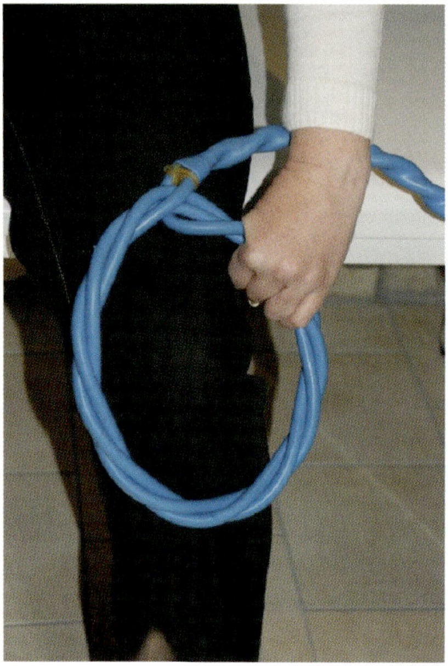

Bild 24

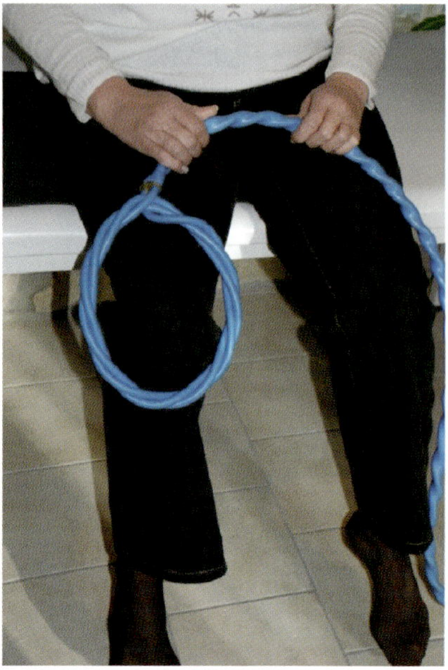

Bild 25

Bild 24:
Wir sehen hier die Schleife in Normallage bei der Kniegelenkbehandlung. Das Bein wird leicht angewinkelt und die Schleifenverzweigung liegt am schmerzhaftesten Punkt.
Gleichzeitig kann die linke Handinnenfläche durch Eingreifen in die Schlinge mittherapiert werden. Damit wird auch gleichzeitig die entsprechende Schulter nach der „Neuen Schmerz-Therapie nach Ullrich" (NSTU) mitbehandelt.

Mit einer 10-Minuten-Therapie werden Knie, Hand und Schulter gleichzeitig therapiert.

Bild 25:
Bild 25 zeigt uns die normale Kniebehandlung bei Arthrose und Arthritis am Knie.

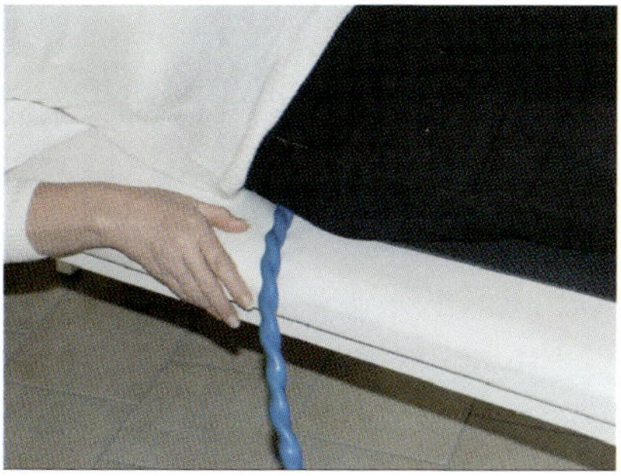

Bild 26

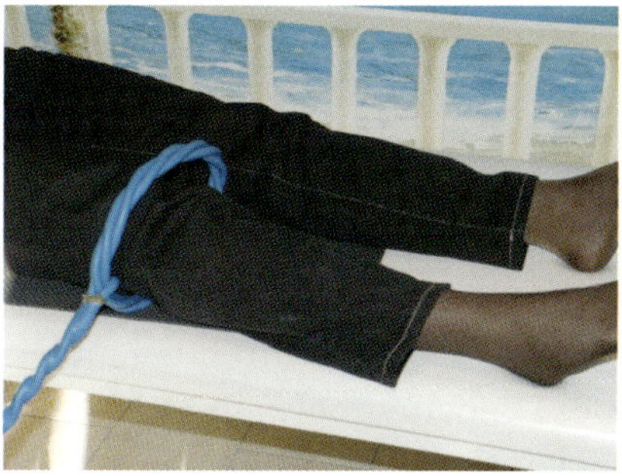

Bild 27

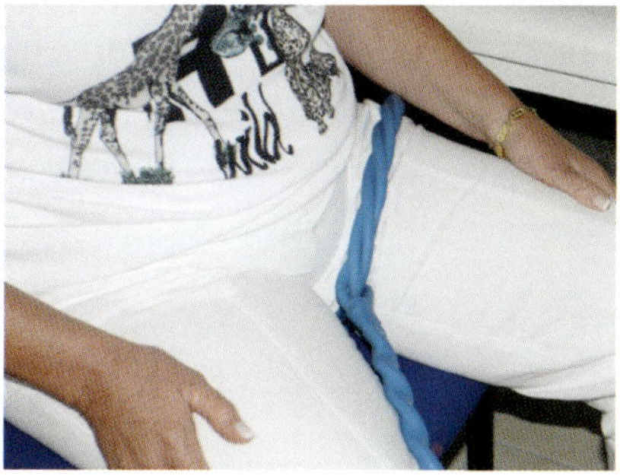

Bild 28

Bild 26:
Die Schleife liegt unter dem Kreuzbein. Sie sollte solange verschoben werden, bis die schmerzhafteste Stelle rechts, mitte, links, gefunden worden ist.
Vorteil: der Patient atmet kein Ozon ein.
Nachteil: auf der harten, dicken Kupferschleife liegt man nicht unbedingt bequem. Verschiebt man die Schleife weiter in den Schritt hinein, werden die unteren Aduktoren noch mittherapiert.

Bild 27:
Schlüpft man mit dem Bein in die Schleife, behandeln wir die Kniegelenk-Falten nach dem Prinzip der NSTU. Die Schleifenabzweigung sollte direkt in der Kniekehle liegen und die Schleife mit der Hand hochgehalten werden.

Bakerzysten verschwinden relativ schnell, Entzündungen bilden sich schneller zurück. Wir behandeln mit dieser Schleifenstellung Leiste und Brust-Wirbelsäule (BWS) gleichzeitig.

Bild 28:
Bei Menschen mit Brettgefühl im Rücken, Restless-legs-Syndrom müssen wir die Aduktoren behandeln. Der Rückenschmerz zieht sich von der Lendenwirbelsäule zur rechten oder zur linken Seite zur Hüfte hin. Bei Patienten mit nicht zu dicken Oberschenkeln ziehen wir die Schleife weiter hoch bis in die Leiste mit dem Abzweig nach innen. Sie liegt jetzt genau auf den Aduktoren sowie Lymphknoten und nimmt Einfluss auf die Hüfte. Dies ist eine zentrale Stellung für viele chronische Erkrankungen, insbesondere für das Restless-legs-Syndrom und beim „Brettgefühl" rechts und links von der LWS.

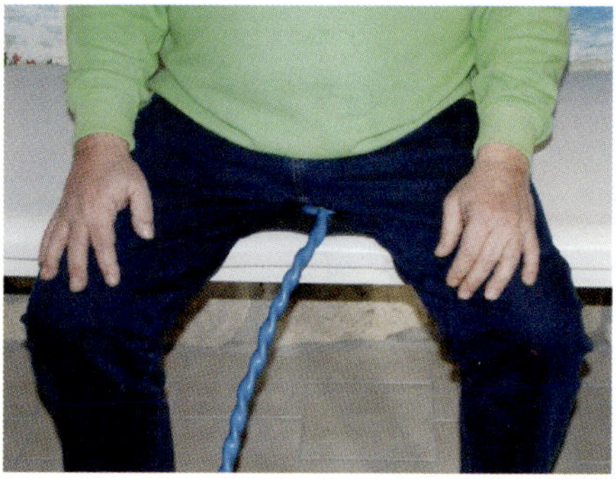

Bild 29

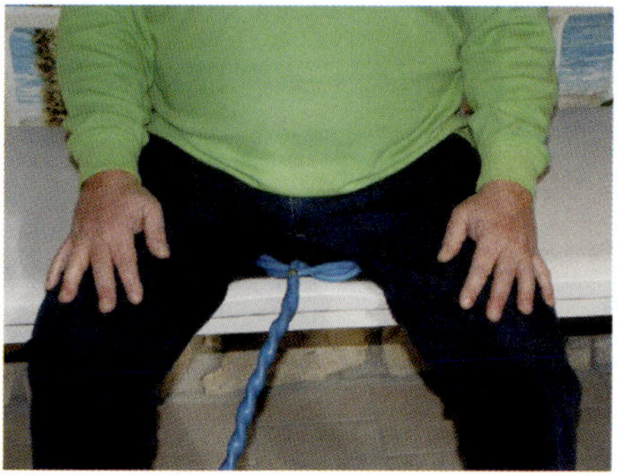

Bild 30

Bild 29:
Der Patient sitzt auf der Schleife. Die Schleife selbst ist ziemlich weit nach hinten verschoben. Da die Eindringtiefe der Energie im Bereich der Schleife 18–25 cm beträgt, können wir so Rektum-Erkrankungen wie Rektum-Ca, Hämorriden, postoperative Rektumprobleme nach Hämorriden-Operationen und Prostata-Erkrankung mitbehandeln, bzw. behandeln. Natürlich müssen Rektum-Ca und Prostata-Ca immer schulmedizinisch mitbehandelt und überwacht werden.

Bild 30:
Wird die Schleife etwas nach vorne gezogen, erreichen wir die unteren Aduktoren sehr gut. Weiterhin werden Blasenentzündungen, Harnwegsentzündungen sehr schnell beseitigt. Bei Krebserkrankungen dieser beiden Organe sollte die NIIT als Zusatztherapie eingesetzt werden.

Die Potentiometer am Gerät sollten so justiert werden, dass während der Behandlung keine Hodenschmerzen entstehen.

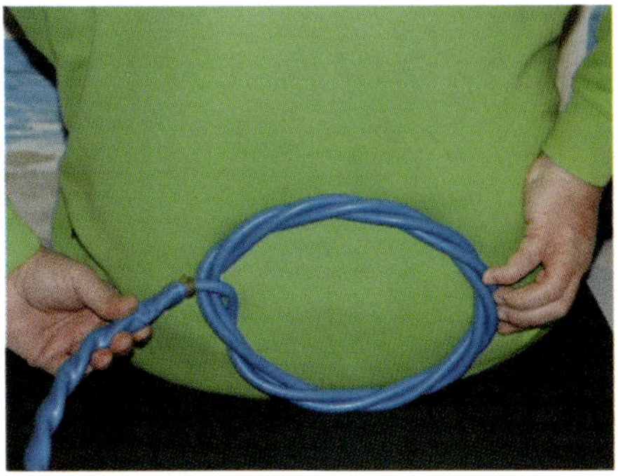

Bild 31

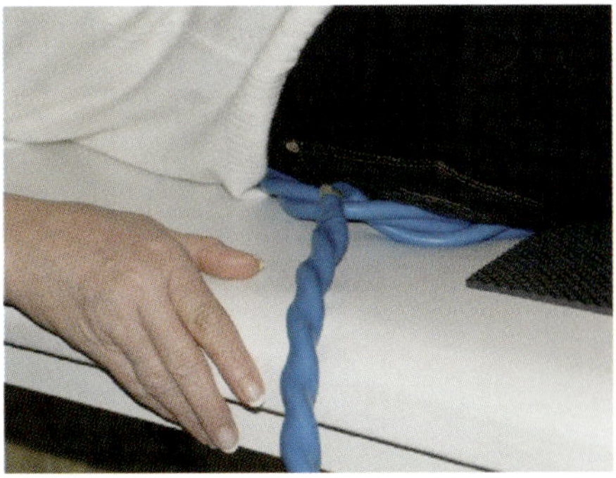

Bild 32

Bild 31:
Nochmals der Rücken. Stellen Sie als Therapeut die Potentiometer hoch ein und der Patient sollte durch Verschieben der Schleife den schmerzhaftesten Punkt erwischen.

Meist sitzt der Patient auf einem Stuhl mit Lehne. Mit dem Rücken drückt er sodann die Schleife fest. So wird die Sitzung entspannt und wir können uns weiter unterhalten.

Bild 32:
Wir sehen die gängige Praxis einer Hüftgelenkbehandlung. Hier liegen oft sehr schmerzhafte Stellen und man kann die Leistung herunterdrehen oder auch später während der Behandlung nach oben verändern. Bei der Behandlung dieser Stelle sollte man in der Nähe des Patienten verbleiben. Häufig baut sich auch der Schmerz während der Behandlung ganz langsam auf.

Baut sich der Schmerz während der Behandlung langsam ab, können wir auch die Intensität verstärken.

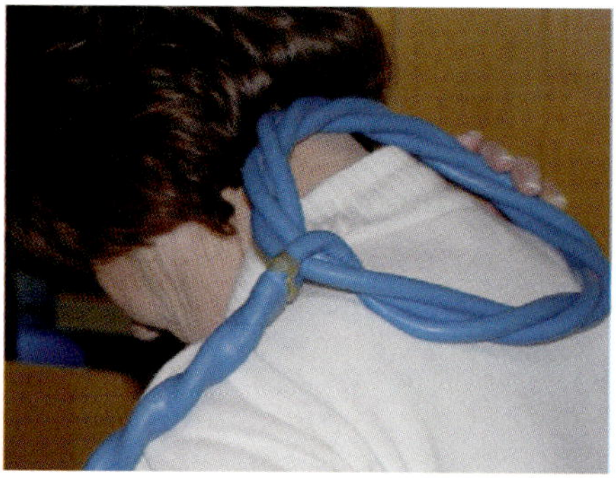

Bild 33

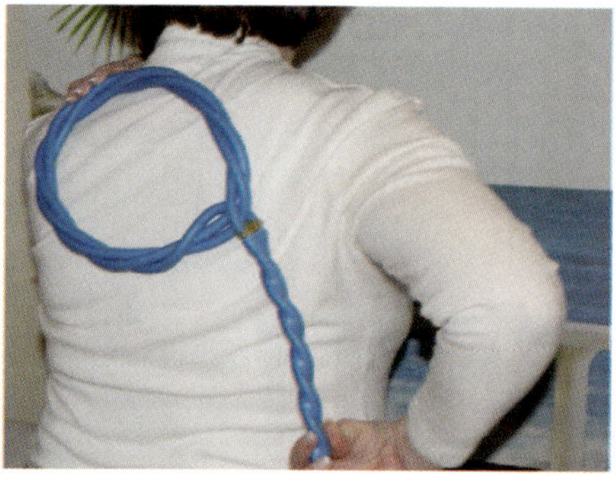

Bild 34

Bild 33:
Obwohl sich hier im oberen Nackenbereich häufig Schmerzen festsetzen, wird diese Stelle nur selten behandelt. Wenn hier Schmerzen auftreten, sollte man die Schultern therapieren, sowie die Füße.

Zieht der Schmerz von unten nach oben, therapieren wir die Füße, zieht der Schmerz den Arm hoch zum Kopf, behandeln wir die Schulter. Manchmal liegt der therapeutische Punkt zwischen den Schulterblättern. Chiro-Therapie!

Bild 34:
Bei Fibromyalgien, Engegefühl im Bereich der Brust, Herzbeklemmungen, insbesondere bei Patientinnen, muss zwischen den Schulterblättern behandelt werden.
Häufig sind die BH-Verschlüsse aus Metall! Der BH sollte dann vorher entfernt werden!

Auch hier gibt es die entspannende Möglichkeit, die Schleife mit dem Körper an die Stuhllehne einzuklemmen. Bei sensiblen Patienten muss hier eventuell das Potenziometer Hz heruntergestellt werden.

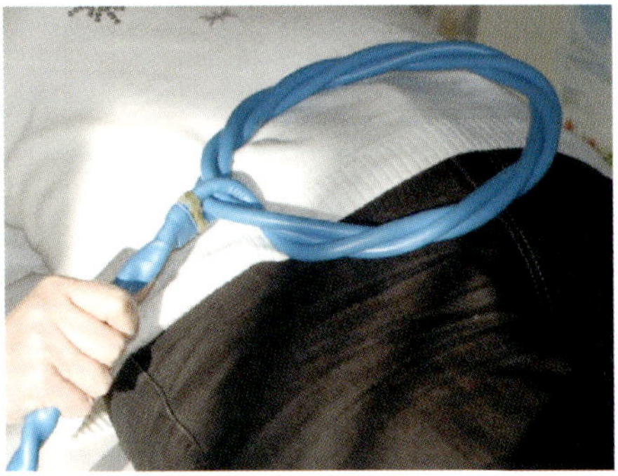

Bild 35

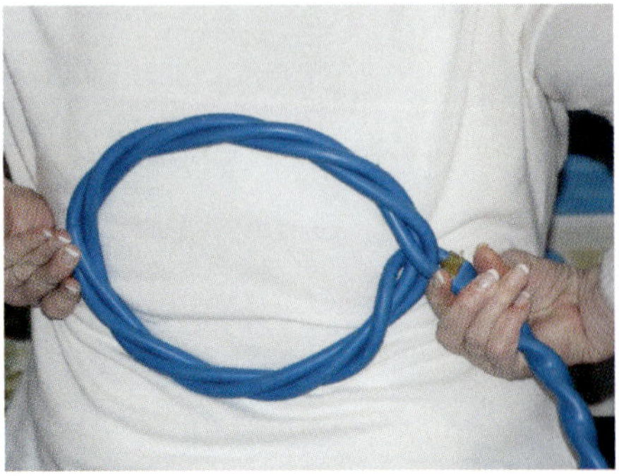

Bild 36

Bild 35:
Insbesondere bei der Fibromyalgiebehandlung muss sehr häufig das Schambein behandelt werden. Der ganze Brustbereich entspannt nach der Behandlung, wenn die muskuläre Entspannung von unten nach oben zieht. Auch die Leiste kann so mittherapiert werden. Teilweise sogar der Darm, bei Krämpfen oder auch chronischen Entzündungen wie Colitis ulcerosa, Colitis mukosa, Divertikulitis und Reizdarm. Dies lindert nicht immer, aber oft. Bei chronischen Darmerkrankungen ist oft die Colon-Hydro-Therapie hilfreicher.

Bild 36:
Noch einmal ein Bild mit der Rückentherapie. Es ist ratsam, vor jeder Chiro-Therapie die schmerzhafte Stelle im Rücken einfach präventiv zu therapieren. Die Schmerzen gehen oft schon zurück, der Bereich ist warm und entspannt. Die Chiro-Therapie ist einfach effektiver. Denken Sie auch daran, dass Rückenschmerzen oft ihre Ursache im geblähten Bauch haben.

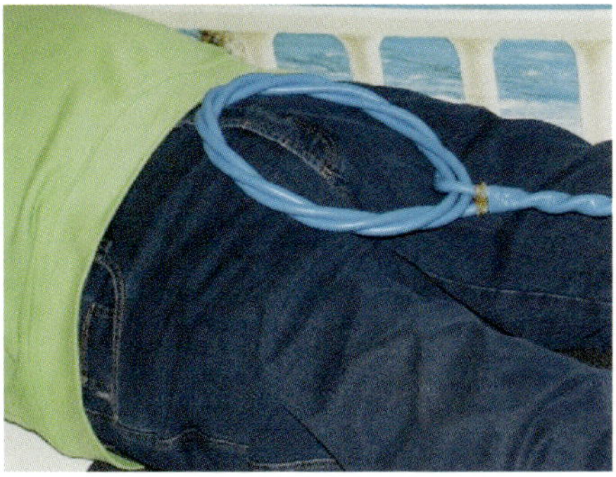

Bild 37

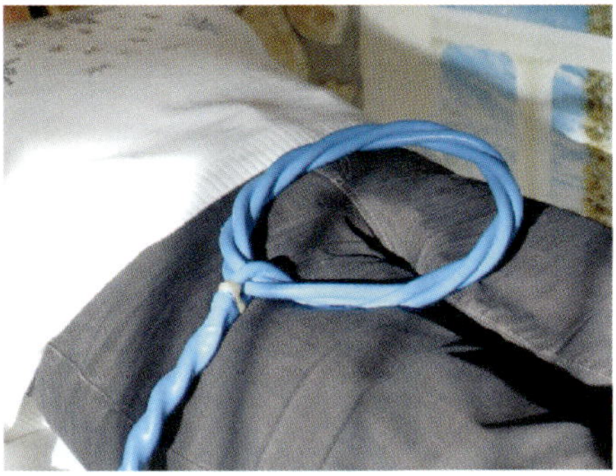

Bild 38

Bild 37 und 38:
Viele Männer, nicht nur die Alten, leiden unter Erektionsstörungen. Man spricht nicht darüber, es ist ein Tabuthema und besorgt sich lieber entsprechende Tabletten aus dem Ausland. Verschrieben werden sie nur selten und der Selbstzahler weiß, wie teuer sie sind. Zudem gibt es bei den Tabletten viele Kontraindikationen wie Bluthochdruck, Herzerkrankungen usw.

Viele Patienten klagen am nächsten Tag nach der Einnahme über Kopfschmerzen. Hirnschlagbedrohte sind besonders gefährdet. Zudem kommt es beim Mann selten zur Erektion.

Viel einfacher und absolut ungefährlich ist es doch, die Durchblutung der Geschlechtsteile bei Mann und Frau gleichermaßen mit mehreren Behandlungen zu verbessern und zu versuchen, eine Normalisierung zu erreichen.

Die NIIT fördert nämlich die Durchblutung eklatant, nicht nur der Sexualorgane, auch der Beine, einfach des ganzen Körpers.

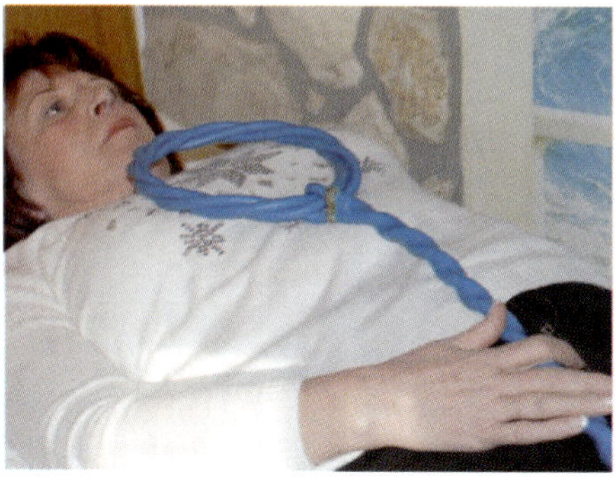

Bild 39

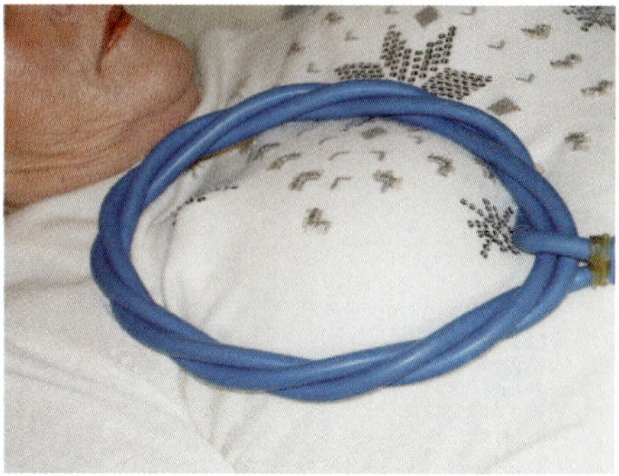

Bild 40

Bild 39:
Bei „grippalen Infekten", bei Husten und anderen Erkältungskrankheiten legen wir die Schleife auf die Brust und drücken sie unters Kinn, so dass die Thymusdrüse mitbehandelt werden kann. Die häufigsten Fibromyalgiepunkte liegen im Bereich von Brustbein und zwischen den Rippenansätzen. Mit dem Akupunkturstift findet man die Schmerzpunkte sehr schnell. Mit der Behandlung der Fibromyalgien werden gleichzeitig depressive Verstimmungen, Winterdepressionen usw. behandelt. Vorsicht bei Herzerkrankungen! Bei schweren Depressionen ist die NIIT eine gute Zusatztherapie.

Bild 40:
Bei gut- und bösartigen Knoten in der Brust zeigt sich oft wie gut die NIIT anschlägt. Natürlich sollten bösartige Erkrankungen nur parallel behandelt werden. Auch hier muss die Schulter und das Brustbein mittherapiert werden. Denken Sie daran, Männer können auch Brustkrebs bekommen, ca. 1%.

Gute Ergebnisse sind besonders bei Brustkrebs und Mastitis bekannt. Immer in Verbindung mit der Klinik therapieren!

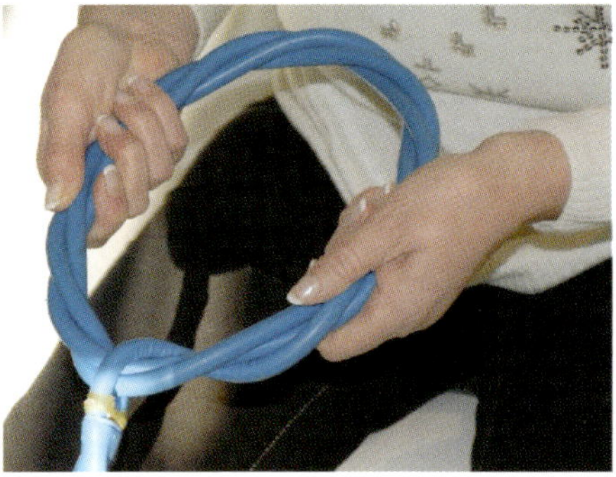

Bild 41

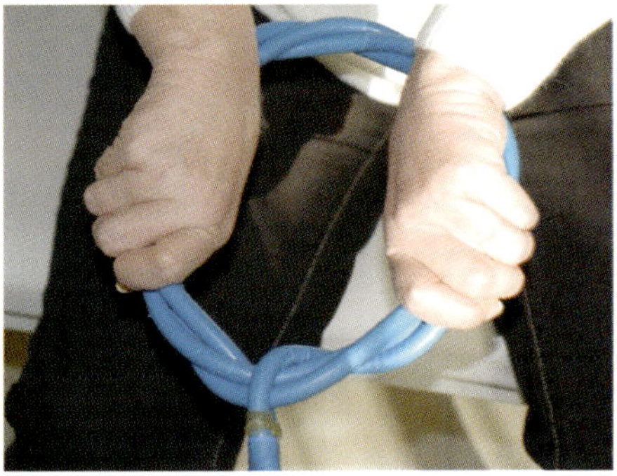

Bild 42

Bild 41:
Es gibt verschiedene Stellungen, die Hände zu behandeln. Hier im Bild umgreift die Patientin die Schleife. Damit werden die Fingergelenke selbst, aber auch die Durchblutung der Finger optimiert. Meist werden Gelenke wie Schulter, Knie usw. therapiert und durch Hineinfassen der Finger werden diese mitbehandelt.

Bild 42:
Die Handinnenflächen liegen innerhalb der Schleife. Das entspricht der NSTU. Hierbei werden nicht nur die Hände, sondern auch das Handgelenk, der Ellenbogen, Schulter und Kopf mitbehandelt.

Wenn die Beschwerden über Arm und Schulter in den Nacken und Kopf ziehen, ist diese Behandlung angebracht.
Bei Trigeminus-Neuralgien, Augenerkrankungen, Ohrenerkrankungen, Sinusiden, Migräne, Spannungskopfschmerz, wird diese Stellung u. a. eingesetzt.
Hände und Füße sind mit die wichtigsten Therapiepunkte für den Kopf- und Nackenbereich.

Man kann die Hände auch kreuzen und dann die Schleife umfassen. Dann liegen die Handinnenflächen innerhalb der Schleife. Bei uns eine häufige Anwendung.

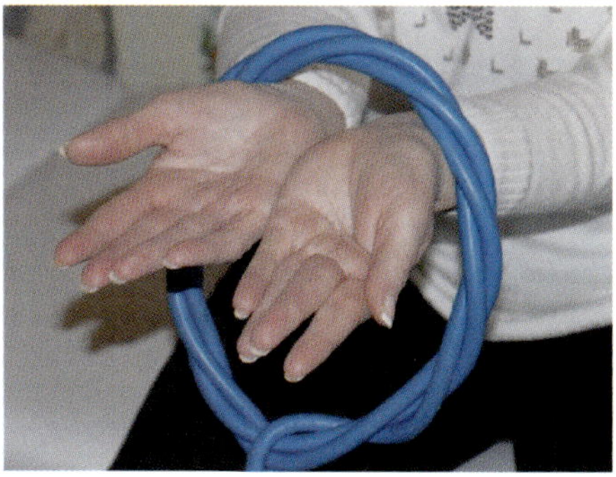

Bild 43

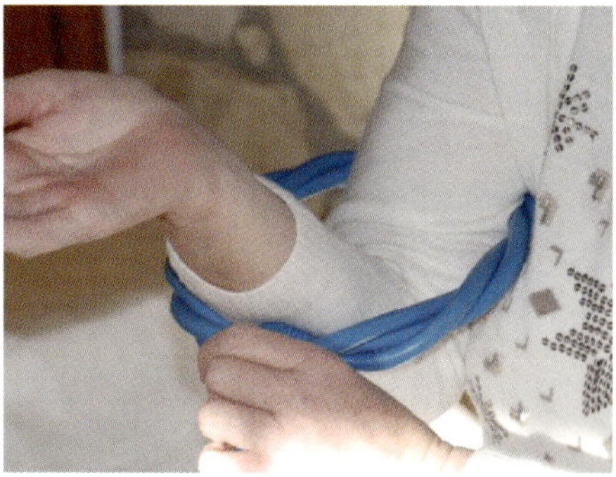

Bild 44

Bild 43:
Hier erkennen wir noch eine wichtige Stellung bei der Dupuytren'schen Erkrankung.

Aber auch die Handgelenkserkrankungen wie Sehnenscheidenentzündungen, Karpal-Tunnel-Syndrom, Daumensattel-Gelenkarthrose u. a. wird diese Schleifenstellung bevorzugt.

Bild 44:
Am Arm werden mehrere Schleifenstellungen eingesetzt. Es kommt immer auf das entsprechende Problem an.

So wird die Schleife bei Fibromyalgien an Unter- und Oberarm eingesetzt. Aber auch als Zusatzbehandlung bei „Tennisarm“ und „Golferarm“, also der Epicondylitis, wird die Schleife so angelegt.

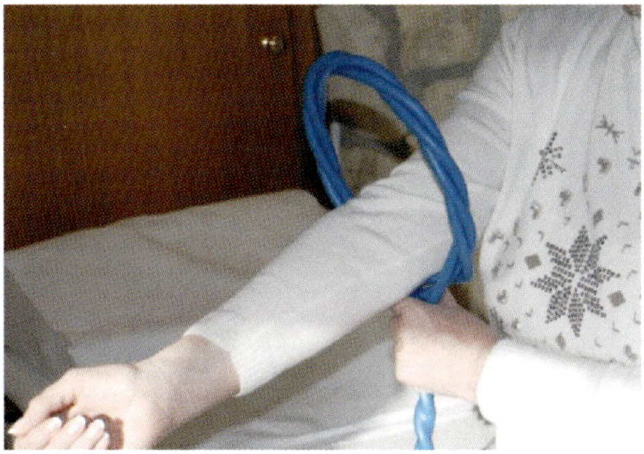

Bild 45

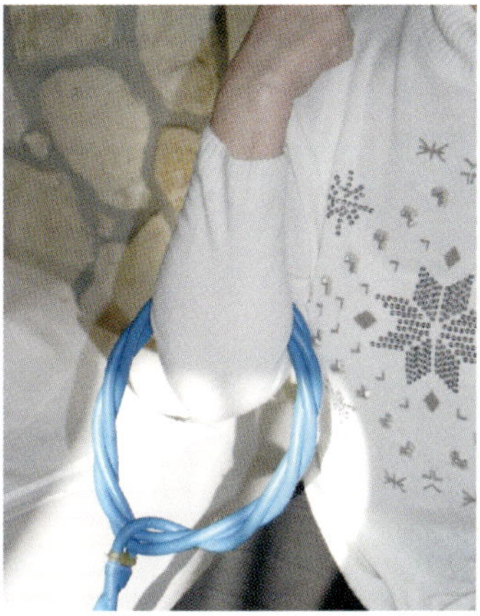

Bild 46

Bild 45:
Dies ist die optimale Stellung bei der Behandlung von Epicondyliden. Die Schleifenabzweigung wird direkt über den entzündeten Bereich gelegt und mit höchstmöglicher Leistung gefahren.

Aber oft muss der Arm eingerenkt werden. Da setzt man die Schleife so nur an, um die Stelle zu erwärmen und zu entspannen.

Bild 46:
Hier werden die Innenfalten nach der NSTU therapiert. Es lockert sich dabei das Handgelenk, Schulter und der Kopfbereich mit den entsprechenden Erkrankungen gehen zurück.

Es ist bei der NIIT, der wichtigen Regulationstherapie, eine nicht mehr wegzudenkende Methode.

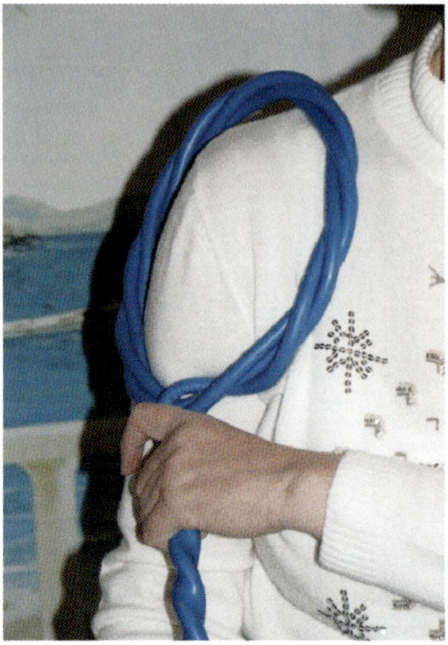

Bild 47

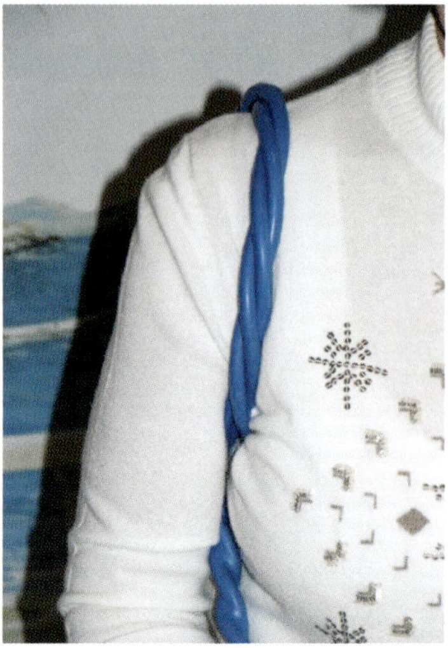

Bild 48

Bild 47:
Die Schulter ist mit dem Rücken und den Füßen der am häufigsten behandelte Körperteil.
Das Auflegen der Schleife auf die Schulter ist die gängige Praxis und bei Schultergelenk-Arthrose angebracht.

Bild 48:
Die optimale Stellung der Schleife an der Schulter ist das Einhängen der Schleife.
Man sollte möglichst mit der Hand der gleichen Seite die Schleife Richtung Hals ziehen. Diese Stellung entspricht wieder der NSTU. Hier werden Schleimbeutelentzündungen (Bursitis), Arthrose, Metastasen, als Zusatz-Therapie, auch Kalkablagerungen, Fibromyalgien unter der Schulter usw. therapiert.
Es können starke Schmerzen auftreten. Die Einstellung des „Rehatron plus" sollte immer wieder nachjustiert werden. Es dürfen keine Stiche und schmerzhafte Schläge auftreten. Mit dieser Schleifenlage werden meist beste Ergebnisse erzielt.

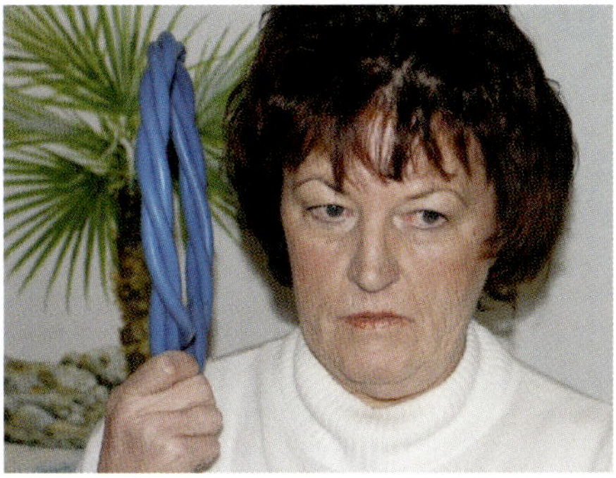

Bild 49

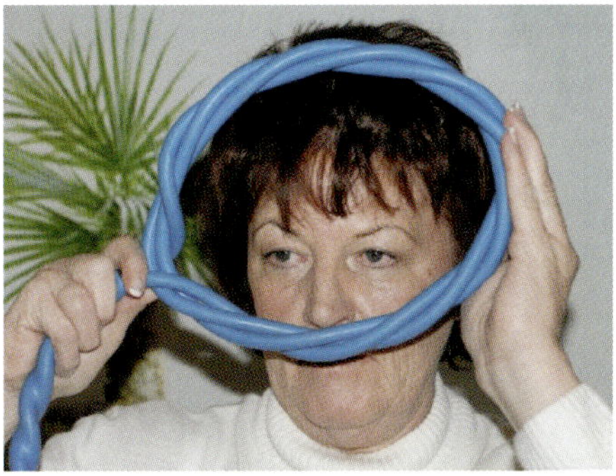

Bild 50

Bild 49:
Am Kopf therapieren wir nur selten.

Die Schleife wird in dem Abstand gehalten, dass es nicht sticht und schmerzt. Das subjektive Empfinden ist für die Größe der Distanz entscheidend.
So lassen sich Mittelohrentzündungen u. a. zusätzlich behandeln. Aber auch bei Tinnitus und Faszialisparese ist diese Art anzuraten.

Hält man die Schleife zu nahe an den Kopf, verspürt man Stiche und zu starke Schläge und dumpfes Klopfen, entstehen doch manchmal Kopfschmerzen, die nur langsam nachlassen.

Bild 50:
Diese Stellung wird ebenfalls nur selten eingesetzt und wenn, dann z. B. bei Verlust des Geruchsinns, Basaliomen, chronische Sinusitis, Augenentzündungen u. v. m.

Zusätzlich bei Makuladegeneration und Alterskurzsichtigkeit.

Einige Anwendungsmuster der NIIT

Kurzinformation

Abszess

ist ein Eitergeschwür in einem Hohlraum, meist im Hautbereich. Erreger sind meist Staphilokokken, Streptokokken und Coli-Bakterien.
Therapie:
Klinik: Aufschneiden, Antiseptika, Wundspülung und zur schnellen Wundheilung NIIT. Leichte und kleine Abszesse können manchmal durch Einsatz von NIIT verschwinden.
Auflegen der Schleifenabzweigung im Abszessbereich.

Akne vulgaris

wörtlich Blüte, verschiedene Erkrankungen der Talgdrüsenfollikel. Durch Sekretions- und Verhornungsstörungen kommt es zu Entzündungen und Vernarbungen.
Therapie:
Weglassdiät von Schokolade, Nüssen und tierischen Milchprodukten. Colon-Hydro-Therapie (CHT). Auflegen der Schleife am Thymus und befallenen Stellen.

Alterskurzsichtigkeit

ältere Menschen können immer schlechter entfernte Dinge sehen.
Therapie: der Füße und Hände mit NIIT Bild 20,41,42 und 48. NSTU.

Morbus Alzheimer

Hirnatrophie, Symptome sind Verlust des Kurzzeitgedächtnisses, Orientierungsstörung, Euphorie oder Depression u. a.
Therapie:
Diät: viel grünen Tee trinken, Colon-Hydro-Therapie (CHT), NIIT an Füßen, Händen und Schulter, Bild 20, 42 und 48. NSTU

Aphten
Herpesähnlicher Mundausschlag mit entzündlichem Randsaum und Erosionen.
Therapie:
Colon-Hydro-Therapie, Weglassdiät von zu ermittelnden Unverträglichkeiten, NIIT nach Bild 20, 39, 42 und 48.

Arthritis
Gelenkentzündung
Symptome: Schmerzen, Schwellung, Überwärmung, Bewegungseinschränkung, Gelenkerguss. Es gibt hier viele Formen und Ursachen. Häufigste Form: Psoriasisarthritis Rheumafaktor negativ, Unterschiede zwischen rechter und linker Seite.
Therapie:
In diesem Fall: ca. 40 CHT und 20 NIIT nach Bild 20, 25 und 27
Weglassdiät: tierische Milchprodukte und Hefen. NSTU
Zusätzlich: Olibanum der Fa. Zilly

Arthritis
durch einen Unfall verursacht mit Erguss, Meniskusbeteiligung usw.
Therapie:
NIIT Bild 25, eventuell noch Bild 20
Manchmal reichen 3–5 Behandlungen aus.
Bei Lupus erythemalodes: ca. 40 CHT, NSTU und 20 NIIT
Weglassdiät: Alle tierischen Eiweiße. Weihrauch von Fa. Zylly

Arthritis juvenile
Neurodermitis der Knochenhaut
Ca. 30 CHT und 10 NIIT mit Weihrauchextrakten.
Weglassdiät: tierische Milchprodukte, Weizen und Glutamat

Arthrose

Arthrosis deformans, degenerative Gelenkerkrankung. Entsteht durch ein Missverhältnis von Beanspruchung und Beschaffenheit der Gelenkteile.

Therapie:

Weglassdiät: Tierische Milchprodukte u. a. , 5–10 NIIT, beim Daumengrundgelenk Bild 41, 42 und 48.

Weiterhin Harpagophytum D1 Fa. DHU, 1 x täglich 5 Tropfen.

Manchmal reicht auch bei Arthrose am Knie eine Behandlung aus.

Hüftgelenkarthrose (Coxarthrose) NIIT Bild 25, 27 und Bild 28, das Bein durch die Schleife stecken und bis zur Leiste hochziehen.

Bild 31 und 32 Chiro-Therapie, Harpagophytum D 1, 5 Tropfen, NSTU.

Ein zusätzliches Medikament: Olibanum, Fa. Zilly.

Asthma

Anfallsweise Auftreten von Atemnot durch Entzündung oder allergischen Reaktionen. Es handelt sich hier um eine Schleimhautreaktion auf Allergen. Es ist wahrscheinlich eine Sonderform von Neurodermitits oder Psoriasis auf der Schleimhaut.

Therapie:

Colon-Hydro-Therapie, Weglassdiät

ca. 40 CHT, Linderung durch mehrere NIIT. Bild 20, 36 und 39

Baker-Zyste

Ausstülpung der Gelenkkapsel am Kniegelenk bei Meniskusproblemen.

Therapie:

Siehe Arthritis. NIIT Bild 20, 27 und 39

Blasenentzündung

(Zystitis) Entzündung der Blasenschleimhaut oder Blasenwand.

Ursache: Infektion durch die Harnröhre.

Häufiges und nächtliches Harnlassen bis zur Inkontinenz.

Therapie:

Uva ursi Oligoplex, Fa. Madaus

NIIT, Bild 20, 30 und 38

Mückensehen
Mouches volantes, Glaskörperabhebung.
Therapie: NIIT, Bild 20, 42, 46 und 48. NSTU

Blepharitis
Entzündung der Lidränder
Therapie: durch Psoriasis ca. 40 CHT
durch Staphylokken ca. 12 NIIT, Bild 20, Bild 50 und Bild 41/42

Bronchial-Ca
Krebs im Lungen und Bronchialbereich.
Therapie: Zusatzbehandlung: eventuell CHT, NIIT Bild 39 und 48

Bronchitis
Entzündung der Bronchialschleimhaut
Therapie akut: 5–10 NIIT, Bild 34, 39 und 48
Therapie chronisch: ca. 40 CHT und einige NIIT
Ursachen können sein, Virusinfektionen, chemische und toxische Formen.

CFS
Chronisches Müdigkeits-Syndrom
Dies kann viele Ursachen haben.
Z. B. Nahrungsmittelallergien (Zöliakie), Histaminosen (Medikamente) und v. m.
Therapie: nach Feststellen der Ursachen wird angewendet: Weglassdiät, CHT, NIIT

Hautprobleme
Neurodermitis
Unverträglichkeit auf alle tierischen Milchprodukte, manche Obstsorten, manche Gewürze (Thymian), Weizen und Glutamat.
Therapie:
ca. 40 CHT, einige NIIT mit der Schleife am Thymus, Bild 39, Weglassdiät, Eigenblut-Therapie, Antipilzbehandlung, Darmfloraaufbau mit Synerga Fa. Laves

Hautprobleme
Psoriasis = Schuppenflechte
Weglassdiät: Tierische Milchprodukte, Hefen (Bier, Wein, Brot, Essig usw.), Thymian, manche Zitrusfrüchte.
Ca. 50 CHT, einige NIIT mit der Schleife an den Thymus, Bild 39, Eigenblut-Therapie, Antipilzbehandlung.

Depression (herabziehen)
Es ist eine Sonderform der Aggression, die sich in diesem Fall gegen sich selbst richtet. Manische Depression, reaktive Depression, Winterdepression, klimakterische Depression u. a.
Therapie:
Schwerere Depressionen therapieren wir mit der CHT (40-60 Behandlungen) NIIT lindert. Klimakterische Depressionen, Winterdepressionen, Altersdepressionen und klimakterische Phasen. Hier reichen 2–6 NIIT aus. Bild 38 und 39. Auch homöopathische Hochpotenzen sind oft hilfreich.
Hilfreich bei manischen Depressionen:
Schleife waagerecht 5-8 cm über der Schädeldecke.

Fibromyalgie
Früherer Ausdruck: Tendomyopathie. Es handelt sich um Schmerzen im Bereich Muskel-Sehnen-Anbindung an den Knochen.
Die Schmerzpunkte liegen meist im Oberkörperbereich am Brustbein herunter, rechts und links drei fingerbreit daneben, am Schambein und Rückenbereich. Die schulmedizinischen Punkte entsprechen nicht unbedingt meinen Erfahrungen.
Es liegen Schmerzen im Bereich Muskeln, Sehnen und Faszien vor.
Es ist ein Spannungsschmerz der Muskulatur.
Therapie:
Es sprechen homöopathische Hochpotenzen und ca. 10 NIIT. Früher hatten wir diese Stellen punktgenau mit dem Akupunkturstift ermittelt und abgespritzt. Eleganter und schmerzfreier geht es mit der NIIT.
Bild 20, 28, 31, 33, 34, 35 und 48. NSTU

Frakturen
Knochenbrüche: (lat. frangere-brechen)
Therapie:
Sie heilen mit der NIIT 30–50 % schneller, selbst durch den Gipsverband hindurch. NSTU

Gebärmutterentzündung
Uterus. Auch diese Entzündung heilt viel schneller mit der NIIT ab.
Therapie: Wir therapieren nach Bild 30, 35 u. 36.

Gingivitis
Entzündung des Zahnfleisches. Dabei entstehen häufig Wucherungen.
Therapie:
Hier imponiert auch die NIIT. Bild 20, 39 am Thymus und Bild 50.

Glaukom
Grüner Star. Erhöhung des Augeninnendrucks verschiedener Ursachen. Außer diversen schulmedizinischen Behandlungen wenden wir die NIIT an.
Therapie: Bild 20, 42, 46, 48 und 39. Bei Vorliegen eines Glaukoms liegt meist eine chronische Entzündung im Höhlen- oder Zahnbereich vor.

Hallus valgus
Der Fersensporn, Kalkaneussporn.
Knöcherne Ausziehung an der Unterseite der Ferse.
Ursache: Rücken, Überbeanspruchung, Entzündung
Therapie:
Wirbelsäulenbehandlung, hohe Absätze tragen oder NIIT nach den Bildern: Bild 20, 21, 26 und 32. NSTU. Bei Männern haben sich Absatzerhöhungen und Einlagenerhöhungen bewährt.

Heuschnupfen
Pollinosis ist eine aus Proteinen von Pflanzen stammende Überempfindlichkeitsreaktion. Es handelt sich um einen Schleimhautbefall der Kopfhöhlen. Ursache ist Neurodermitis oder Psoriosis.
Therapie: Siehe unter Hautkrankheiten.

Herzrhythmusstörungen

bei leichten Veränderungen der elektrischen Herztätigkeit im Frühstadium kann man die NIIT manchmal mit Erfolg einsetzen.

Therapie:

Wir stellen das Gerät auf 1 Hertz, entsprechend 60 Schläge pro Minute und stellen das Potenziometer auf 2 x 10 Minuten. Bild 39 und 40, aber linksseitig. Die Einstellung des Potenziometers Energie ist Erfahrungssache und unterschiedlich.

Herpes zoster

Gürtelrose, Viruserkrankung mit Bläschenbildung. varizellenähnliches Bild. Gefährlich bei der generalisierten Form und in Augenhöhe.

Therapie:

im Anfangsstadium ist ein Versuch mit NIIT manchmal lohnenswert. Denn auch Viren werden durch die NIIT abgetötet. Die Schleife wird direkt auf den Herd gelegt.

Hexenschuss

Lumbalgie. Plötzlich auftretende intensive Schmerzen im Bereich der Lenden, mit Schonhaltung, Bewegungseinschränkung und Hartspann der Rückenmuskulatur.

Ursache: Bandscheibenschäden, Wirbelsäulenprobleme, Tumore (Lumbals = zur Lende gehörend).

Therapie:

NIIT Bild 20 und 27, Leistenbehandlung, Bild 31 und 32

Chiro-Therapie, NSTU

Karpal-Tunnel-Syndrom

Medianuskompressions-Syndrom mit Daumenballen-Atrophie

Sensibilitätsstörungen der ersten drei Finger und der Hohlhand

Therapie:

NIIT nach Bild 20, 41, 43 und 48. NSTU

Klimakterische Beschwerden

Kritischer Punkt im menschlichen Leben, Wechseljahre der Frau. Die letzte Menstruation fällt in diese Zeit.
Symptome: Neigung zu depressiven Verstimmungen, Nachlassen der Leistungsfähigkeit, sexuelle Schwäche.
Therapie: CHT, Remifemin, NIIT nach folgenden Bildern: Bild 38 und 39, eventuell Schlinge in die Leiste legen.

Krampfadern

Varizen: Unregelmäßig und knotenförmig erweiterte und geschlängelte Venen.
Ursache: Veneschwäche, Innendruckerhöhung, Klappeninsuffizienz.
Therapie: Blutdruckkontrolle, Ozon-Therapie, NIIT an den entsprechenden Stellen am Bein und nach Bild 20. NSTU

Lupus erythemathodes

SLE, Autoimmunerkrankung, tritt häufig nach Operationen auf, meist sind Frauen zwischen dem 25. und 45. Lebensjahr betroffen. Betroffen ist oft die Haut im Gesicht (Schmetterlingserythem). Polyarthritis, Gefäßsystem, Organe. ANA, INA oder Anti-DNS-Werte sind erhöht, meist aber nur im Schub.
Weglassdiät: keine tierischen Eiweiße!
Bei Sonne: Sonnenschutzfaktor 50 verwenden!
Therapie:
Ca. 30–60 CHT, NIIT Bild 20 und 39. Schleife an den Thymus! NIIT als Zusatztherapie. SLE Patienten sind bei Einhaltung der Diät bei richtiger Therapie ohne Medikamente symptomenfrei!

Makuladegeneration

Erkrankung der Makula meist beider Augen im Alter mit Sehverlust bei Erhalt des Gesichtfeldes. Ablagerung von hyalinem Material im retinalen Pigmentepithel.
Die erfolgreiche Therapie: NIIT Bild 20, 41 und 48. NSTU

Mastitis

Entzündung der weiblichen Brustdrüse. Tritt meist während der Stillzeit auf.
Therapie: NIIT Bild 40

Meniere'sche Krankheit

Anfallweiser Drehschwindel mit Übelkeit und Erbrechen, Ohrgeräuschen, Schwerhörigkeit. Blutdruckkontrolle, Chiro-Therapie.
Therapie: NIIT, Bild 20, 41, 45, 48 und 49. NSTU

Menstruationsstörungen

Anomalien des Monatszyklus der Frau mit den unterschiedlichsten Ursachen. Zu viele Blutungen, zu starke Blutungen, zu wenig Zyklen usw.
Therapie: Versuch: NIIT Bild 29 und 38

Migräne

Anfallartige, pulsierende, einseitige Kopfschmerzen, die Stunden bis drei Tage dauern können. Begleitet von Übelkeit, Erbrechen, Sehausfällen, Licht-, Lärm- und Geruchsempfindlichkeit. Schulmed.: Triptane, ASS.
Therapie:
CHT ca. 40 Behandlungen. NIIT: Bild 20, 32, 33, 39, 42 und 48
Chiro-Therapie. Weglassdiät von Histaminreicher Nahrung. NSTU

Prostata-Adenom/Prostata-Ca/Prostatitis

Adenom ist ein gutartiges Geschwulst der Prostata. Vergrößerung der Prostata. Ca ist ein bösartiger Tumor der Prostata. Prostatitis ist eine Entzündung der Prostata.
Therapie:
Beim Adenom: Sabal Similiaplex, Firma Pascoe
Bei Ca: nur zusätzlich NIIT
Ansonsten NIIT, Schleife in die Leiste legen, Bild 20 und 28, tägliche Anwendung NSTU

Osteoporose
Verminderung der Knochensubstanz mit erhöhter Frakturanfälligkeit. Im Alter häufig Oberschenkelhalsbrüche.
Therapie:
Weglassen aller tierischen Milchprodukte
- Kalziumtabletten mit Vitamin D3
- Sonne und Sport
- Remifemin, pflanzliche Hormone
- Calcitonin

In Asien wird keine tierische Milch getrunken, es gibt nur selten Osteoporose. In tierischer Milch ist zwar viel Kalzium, aber kein Vitamin D3. Milchsäure entzieht dem Körper Kalzium, ohne das Kalzium aus der Milch in die Knochen eingebaut wird. NIIT Bild 20, 26 und 32. NSTU

Schlaganfall
Hirnschlag, Apoplexie, Hirninfarkt durch Durchblutungsstörung im Gehirn, meist durch Embolie oder Massenblutung durch Gefäßriss.
Therapie:
Nach gründlicher Abklärung: Blutdruckkontrolle, Chiro-Therapie, Ozon-Therapie, CHT, NSTU, NIIT bild 20, 24, 33, 39, 41, 45 und 48. NSTU

Tinnitus
Der Tinnitus, Ohrgeräusche, die nur vom Patienten wahrgenommen werden. Es kommt zum Rauschen, Klingeln, Brummen, Summen oder Pfeifen. Häufig nach einen Hörsturz. Erkrankung des Mittelohrs.
Es gibt ca. 200 mögliche Ursachen: Kiefergelenkrheuma, unterschiedliche Zahnmetalle, Entzündungen in der Eustach'schen Röhre, HWS-Syndrom, Durchblutungsstörung, Bluthochdruck, Fibromyalgien u. a. m.
Therapie:
Nach gründlicher Abklärung: Blutdruckkontrolle, Chiro-Therapie, Ozon-Therapie, CHT, NSTU, NIIT: Bild 20, 24, 33, 39, 41, 45 und 48. NSTU

Vorteile der NIIT

Da wir nicht alle Patienten mit der NIIT behandeln können, kann auch in vielen Fällen die NSTU eingesetzt werden.

Die Nicht-invasive-Induktionstherapie mit dem Rehatron alpha-Gerät, kann sowohl einzeln als auch additiv mit anderen Therapien eingesetzt werden.

- Da wir nur noch selten spritzen müssen, sparen wir ca. 1–2 Liter Procain und Lidocain pro Woche ein.
- Die neue NIIT verletzt nicht die Haut und ist richtig angewendet, vollkommen ungefährlich.
- Es kann nicht, wie etwa beim Spritzen, zu allergischen Reaktionen und Spätreaktionen kommen.
- Wir brauchen bei Einsatz der NIIT kein Verbrauchsmaterial wie Spritzen, Nadeln, Desinfektionsmittel u. a.
- Auch der Medikamentenverbrauch ist inzwischen stark reduziert worden. Das schont den Geldbeutel des Patienten.
- Die NIIT ist bis auf den Klopfdruck nicht schmerzhaft und ist auch für empfindliche Patienten geeignet.
- Es entsteht kein Taubheitsgefühl wie nach Procain oder Lidocain. Der Patient kann sofort nach der Behandlung wieder nach Hause fahren.
- Der Patient braucht sich bei dieser Therapie nicht zu entkleiden.
- Die NIIT kann auf das Fachpersonal delegiert werden.
- Die NIIT ist einfach zu erlernen und anzuwenden. Erfahrung gehört natürlich auch dazu.
- Die Behandlung mit dem Rehatron alpha-Gerät ist elegant und auch einleuchtend.
- Erfolgreich sein macht glücklich. Das gilt auch für den Patienten genauso wie für den Therapeuten.

Die Colon-Hydro-Therapie in Ergänzung zur NIIT

Auch die Colon-Hydro-Therapie ist eine Regulationstherapie wie die NIIT, Chiro-Therapie, Hochpotenzhomöopathie und teilweise die Akupunktur sowie die „Neue Schmerztherapie nach Ullrich". Ziel ist es, den Körper so weit zu unterstützen, dass er sich selbst gesund reguliert. Das wird nur selten mit Medikamenten möglich sein. Die meisten Therapien sind nur Linderungstherapien.

Über die Ausleitung aus dem Darm werden Jahre und Jahrzehnte lange Schlacken entfernt, die sich in den Darmtaschen festsetzen. Dabei interessiert nicht das Menü von gestern, sondern die uralten, hochgiftigen Schlacken, die sich in den Darmtaschen festsetzen und zu schwersten Gesundheitsbeeinträchtigungen führen können. Der Dickdarm ist ungefähr 1,70 m lang, hat aber eine Innenoberfläche von ca. 140 m^2. Die Haustren (Darmtaschen) sind meist nach innen geschlossen und bei der Koloskopie nicht sichtbar.

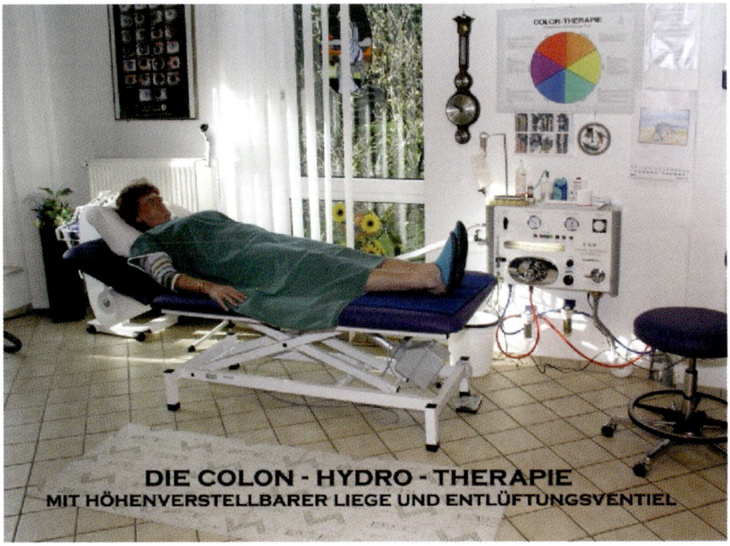

DIE COLON - HYDRO - THERAPIE
MIT HÖHENVERSTELLBARER LIEGE UND ENTLÜFTUNGSVENTIEL

Darmerkrankungen
Darmkrebs liegt beidgeschlechtlich in Europa an 1. Stelle. Das sollte schon nachdenklich machen. Der Stuhl kann dabei bis zum Schluss völlig normal sein.

Colitis uncerosa
Der Colitis ulcerosa ist ein Schleimhautbefall des Darms mit Psoriasis.

Morbus Crohn
wird immer häufiger diagnostiziert und ist eine Verfistelung des Verdauungsapparates.

Divertivulits
ist die Krankheit der Älteren mit Ausstülpungen nach außen, die sich häufig entzünden. Perforationsgefahr.

Obstipation
Verstopfungsprobleme nehmen laufend zu. Auf Grund falscher Ernährung und zu wenig Bewegung. usw.

Immunsystem
Im Darm und darmnahen Bereich liegen über 60 % des Immunsystems mit Immunglobulinen, Interferan, vielen Lymphknoten usw.

Psyche
Ca. 50 % aller Hirnnerven liegen in der Darmwand. Alles nicht fassbare. Alle Gefühle nehmen im Darm ihren Anfang. Bei Aufregung Durchfall, Schmetterlinge im Bauch usw.

Azidose
Alle Schlacken sind sauer. Durch die Darmwand perfundiert Tag und Nacht Säure u. a. in Lymph- und Blutbahnen. Was die Leber nicht entgiften und neutralisieren kann, wird ins Bindegewebe deponiert. Hier wird die Zellernährung dadurch gestört, dass sich mit der Zeit der extrazelluläre Rauch verdickt.

Akutphase

Bei der ca. 10.–12. Behandlung lösen sich im Gewebe die Altlasten und fließen schlagartig ab. Es entsteht eine Akutphase. Dem Patienten geht es jetzt schlecht. Die Lymphflüssigkeit fließt Richtung Kopf und im Schulterbereich über den „Terminal" in die Blutbahn.

CHT

Die Colon-Hydro-Therapie passt optimal zur Nichtinvasiven-Induktionstherapie. Warum? Wahrscheinlich ist es so.

Die CHT reinigt den extrazellularen Raum, die NIIT öffnet die Zelle und optimiert den intrazellulären Raum und die Zellwand.

So ergänzen sich beide Methoden.

Wir reinigen den Körper außen meist optimal und innen wird der Darm behandelt wie ein Gulli.
Zellüberforderung über viele Jahre macht die Zellen krank, lässt sie vorzeitig sterben oder entarten.
Über den Darm behandeln wir heute erfolgreich langfristig und ohne Medikamente Hauterkrankungen wie Neurodermitis, Schuppenflechte und Akne.

Schwere Krankheiten wie
- Lupus erythemathodes
- Krebs im Frühstadium, Polymyositis,
- Colitis ulcerose, Morbus Crohn u. a.

Psychische Erkrankungen wie schwere Formen von
- Depressionen, Angst
- M. Alzheimer

Chronische Krankheiten wie
- Migräne, Psoriasisarthritis
- Morbus Hashimoto (Schilddrüse)
- Stenocardien (Herzerkrankungen)
- Reizcolon, Diverticulitis
- Chron. Müdikeits-Syndrom
- Allergien, Urticaria (Nesselsucht)
- Neurodermitis!
- Schuppenflechte!

Heute verbrauchen wir fast keine Medikamente mehr. Wir sind im Gegensatz zum Verordner, richtige Therapeuten.

Wir unterscheiden in der Naturheilkunde ziemlich exakt zwischen Wellness, Linderungs- und Regulations-Therapien.

Die CHT, genauso wie die NIIT sind in unserer Praxis die Therapieschwerpunkte. Beides mit Erfahrung eingesetzt, mit den alten Erfolgstherapien kombiniert, machen einen Therapeuten zum erfolgreichen Therapeuten und wer will das nicht sein.

Gedanken zur Heilkunde

Ich lese gerade eine bekannte Zeitschrift von einem bekannten, großen Verlag.
In dieser Zeitschrift wird der neue entspannte Umgang von Schulmedizinern und Alternativmedizinern beschrieben.
An und für sich ist das eine wunderbare Sache und wirklich ein Schritt in die richtige Richtung.

Aber kein Wort von Heilpraktikern. Wir verstehen uns nicht nur als Wegbereiter, sondern auch als Bewahrer der Naturheilkunde, ohne uns wäre die Naturheilkunde in Deutschland schon lange gestorben. Aber durch uns totgeschwiegene Therapeuten sind wir in der Welt der Naturheilkunde führend.

Viele Mediziner der „Neuen Richtung" beurteilen Naturheilverfahren, von deren Umfang und Spezialitäten sie gar nichts verstehen.

Es ist so, als würde man einem Arzt 10 Medikamente geben, mit der er fast alle Menschen heilen soll. Das geht natürlich nicht, in der Naturheilkunde auch nicht. Die Naturheilkunde zeichnet sich wie die Pharmaindustrie durch eine Vielfalt an Medikamenten und Therapien aus, um im Körper einen Heilungsvorgang auszulösen. Zu dieser Vielfalt gehören auch moderne Geräte.

Ungefähr 40.000.000 Deutsche sind angeblich chronisch krank. Das ist zum größten Teil der falschen Ausbildung und dem Unwissen der Schulmedizin zu verdanken, oder hat das andere Gründe?

Bei akuten und schweren Krankheiten, Unfällen sind wir in der Schulmedizin gut aufgehoben. Wir haben in Deutschland eine High-Tech-Medizin. In diesem Fall sind wir nur Komplementärmedizin. Ein guter Heilpraktiker hat für fast jede chronische Erkrankung die richtige Therapie-Kombination. Bei chronischen Krankheiten ist der Patient meist bei der Naturheilkunde gut aufgehoben. Ist hier die Schulmedizin vielleicht die Komplementärmedizin?

Viele Therapeuten haben erkannt, dass die Ursache vieler Krankheiten nur ein Energiedefizit als Ursache hat. Mit der CHT, NIIT usw. geben wir der Zelle das, was sie brauchen, Energie in Hülle und Fülle.

Weitere Informationen

Verband der Colon-Hydro-Therapeuten e.v. Remscheid
1. Vorsitzender
Manfred A. Ullrich
Herbinghauser Straße 12
42899 Remscheid-Lüttringhausen
Tel. 02191/50846
Fax 02191/50846
www.fcht.de
www.Heilpraktiker-Ullrich.de

Auf Anfrage Tagesseminare über:
Colon-Hydro-Therapie
Neue Schmerz-Therapie nach Ullrich
Nicht invasive Induktionstherapie

Glossar

NIIT	Nichtinvasive Induktionstherapie
nicht invasiv	nicht eindringend
Induktion	hineinführen
Colon-Hydro-Therapie	Darm-Wasser-Behandlung
Homöopathie	von Hahnemann erfundenes Therapiekonzept, nach dem Prinzip: Ähnliches mit Ähnlichem behandeln
CHT	Colon-Hydro-Therapie
Akupunktur	Nadelstichtechnik (Chinesisch und keltisch)
Regulation	Mechanismus zur Regelung der Körperfunktion
Restless-legs-Syndrom	ruhelose Beine, teilweise schmerzhaft brennend
Magnetismus	durch Anlegen eines Magnetfeldes führen die Protonen eine rotierende Bewegung aus
Elektrolyten	Säure, Basen, Salze, die in wässriger Lösung in Ionen zerfallen
Multiple Sklerose	MS, Erkrankung des zentralen Nervensystems
Hämatom	Bluterguß, durch Trauma entstanden
Meniskus	Scheiben- oder ringförmiger Knorpel im Kniegelenk
Viren	lateinisch: Schleim, Gift, Sammelbezeichnung für Erreger
Bakterien	Einzellige Kleinlebewesen ohne echten Zellkern
Antibiotika	Stoffwechselprodukte von Pilzen und Bakterien

Depression	herunterziehen, Gemütserkrankung
Cholchinizin	Gift des Herbstkrokus, der Herbstzeitlosen
Tumor	Druck
Enzyme	Fermente, Proteine
Arthrose	Ungleichgewicht zwischen Zellabbau und Zellaufbau eines Gelenkes
Arthritis	Gelenkentzündung mit Schmerzen, Schwellung, Wärme
Thymus-Drüse	Brustdrüse
Triggerpunkte	Schmerzpunkte
Hepatitis	Leberentzündung
Anamnese	Krankengeschichte (Erinnerung)
Röntgen	Durchstrahlung eines Körpers
Ultraschall	Schwingungen zur Sichtbarmachung unterschiedlicher Körperdichten
Rheuma	Fließen, Beschwerden des Bewegungsapparates
Halbwertzeit	Zeit, die ein Radionuklid zur Halbierung braucht
Fibromyalgie	Muskel-, Sehnenendenschmerzen
Dupuytrensche Krankheit	Beugekontraktur der Finger durch Verhärtung (Kalzifizierung)
Ozon	Dreiatomiges Sauerstoffmolekül O_3
Adduktoren	heranführend wirkende Muskeln
Rektum	Mastdarm, 15-20 cm langer Enddarmbereich
Chiro-Praktik	manuelle Reposition von Gelenken
Erektionsstörung	Impotenz des Penis bei sexueller Erregung
Epicondylitis	Entzündliche Überbeanspruchung der Epicondylen (Tennisarm)
NSTU	neue Schmerz-Therapie nach Ullrich

Ionen	(wandernd) sie sind positiv od. negativ geladene Atome oder Moleküle
Tunnelproteine	Eiweißkörper
Dermatologie	Fachgebiet der Medizin, das sich mit der Haut beschäftigt
Orthopädie	Fachgebiet der Medizin, das sich mit dem Bewegungsapparat beschäftigt
Urologie	Fachgebiet der Medizin, das sich mit dem Harn- u. Genitalbereich beschäftigt
Neurologie	Fachgebiet der Medizin, das sich mit den Nerven beschäftigt
Psychologie	Fachgebiet der Medizin, das sich mit Leib – Seele beschäftigt
Induktion	hineinführen

Literaturverzeichnis

Ullrich, Manfred A., Colon-Hydro-Therapie
Oesch/Jopp-Verlag, Zürich

Ullrich, Manfred A., Nahrungsmittelallergien
Oesch/Jopp-Verlag, Zürich

Ullrich, Manfred A., Neue Schmerztherapien
Wolfland Verlag, Bad Honnef

Lippert, Anatomie
Urban & Schwarzenberg, München

Pschyrembel, Klinisches Wörterbuch
Walter de Gruyter-Verlag, Berlin

Informationsmaterial
Fa. REVEG, Salzburg

Ullrich, Manfred A., Depressionen heilt man anders
Wolfland-Verlag, Bad Honnef

Ullrich, Manfred A., Restless-legs-Syndrom
Wolfland-Verlag, Bad Honnef

Ullrich, Manfred A.,
Migräne und Trigeminus-Neuralgie
Wolfland-Verlag, Bad Honnef

Ullrich, Manfred A. Lip- und Lipolymphoedeme
Wolfland-Verlag, Bad Honnef